MDRPU
Medical Device Related Pressure Ulcer

ベストプラクティス

医療関連機器圧迫創傷の予防と管理

［編集］一般社団法人 日本褥瘡学会

傷の取り扱いの相違など、多くの考慮すべき重要検討事項があり、その一つ一つについて会員や他領域の方々からのコンセンスを得ることといたしました。このプロセス全般にわたって、須釜淳子委員長には慎重な対応と調整力、そして卓越したリーダーシップを発揮していただきました。そのおかげで、このような素晴らしいテキストが作成できたといっても過言ではありません。

次の目標は、ベストプラクティスからガイドラインに

このベストプラクティスは、どの職種がみても、どの領域からみても、実践書として使用できるように、フローチャートによるコーチングを行い、またふんだんに図表を使って解説し、技術は写真にて具体を示すこととしました。このベストプラクティスが、褥瘡患者ゼロに向けた患者、医療者、企業の三位一体での取り組みの試金石となることを切望いたします。そして、今後は新しいエビデンスが蓄積され、褥瘡のガイドラインの中に組み込まれていくことで褥瘡治療の標準化が加速することは間違いないでしょう。褥瘡で苦しむ、一人一人の患者と家族に、福音をもたらす学会であり続けることを願ってやみません。

末筆になりましたが、5年間の長期にわたり、紆余曲折のある中、このような素晴らしいテキストをまとめてくださった須釜淳子委員長をはじめ、川上重彦現理事長、第4期理事、学術委員会、実態調査委員会、用語検討委員会、ワーキング委員会の皆様には衷心より御礼を申し上げます。

第4期日本褥瘡学会理事長
真田弘美

CONTENTS

序 i

序章 ベストプラクティス作成の経緯と目標 ... 1

1. 完成までの経緯 1
2. 作成組織 2
3. 目標 4
4. 利用者・利用場面 4
5. 対象集団 4

第Ⅰ部 医療関連機器圧迫創傷の概要 ... 5

第1章 医療関連機器圧迫創傷 (Medical Device Related Pressure Ulcer：MDRPU) の定義 ... 6

第2章 医療関連機器圧迫創傷の疫学 ... 7
1. 調査方法 7
2. 医療関連機器圧迫創傷有病率の算出・医療関連機器圧迫創傷推定発生率の算出法 ... 7
3. 有病率・推定発生率 7
4. 医療関連機器圧迫創傷の部位・深さ 9
5. 医療関連機器圧迫創傷有病者の特徴 10
6. 創傷発生に関与した医療関連機器 12
7. 考察・まとめ 14

第3章 医療関連機器圧迫創傷の発生要因 ... 16
1. 機器要因 16
2. 個体要因 17
3. ケア要因 17
4. 機器＆ケア要因 18
5. 機器＆個体要因 18

第4章 医療関連機器圧迫創傷の予防・管理の基本 ... 19
1. 外力低減ケア 19
2. 装着中の管理 21
3. スキンケア 21
4. 全身管理 21
5. 患者・家族教育 21
6. 多職種連携 21
7. 安全委員会との連携 22

iii

第Ⅱ部 医療関連機器別予防・管理 23

第1章 静脈血栓塞栓症予防用弾性ストッキング、 および間欠的空気圧迫装置 24

1. 機器の用途 24
2. 発生しやすい部位 25
3. 予防 26
4. リスクアセスメント 27
5. 機器選択時のMDRPUの予防法 28
6. 機器装着（フィッティング）時のMDRPUの予防法 31
7. 装着中のケア 34
8. 患者・家族へ指導する内容 37
9. 医療安全の観点からの多職種連携 37

第2章 非侵襲的陽圧換気療法マスク
(non-invasive positive pressure ventilation : NPPV) 39

1. 機器の用途 39
2. 発生しやすい部位 40
3. 予防 40
4. リスクアセスメント 42
5. 機器選択時のMDRPUの予防法 44
6. 機器装着（フィッティング）時のMDRPUの予防法 44
7. 装着中のケア 44
8. 患者・家族へ指導する内容 48
9. 医療安全の観点からの多職種連携 48

第3章 ギプスやシーネ等の固定具 50

1. 機器の用途 50
2. 発生しやすい部位 51
3. 予防 52
4. リスクアセスメント 52
5. 機器選択時のMDRPUの予防法 55
6. 機器装着（フィッティング）時のMDRPUの予防法 57
7. 装着中のケア 57
8. 患者・家族へ指導する内容 59
9. 医療安全の観点からの多職種連携 59

第4章 尿道留置用カテーテル 60

1. 機器の用途 60
2. 発生しやすい部位 60
3. 予防 61

	4. リスクアセスメント	63
	5. 機器選択時のMDRPUの予防法	65
	6. 機器装着（フィッティング）時のMDRPUの予防法	65
	7. 装着中のケア	66
	8. 患者・家族へ指導する内容	67
	9. 医療安全の観点からの多職種連携	67

第5章 便失禁管理システム　69

1. 機器の用途　69
2. 発生しやすい部位　69
3. 予防　69
4. リスクアセスメント　71
5. 機器選択時のMDRPUの予防法　72
6. 機器装着（フィッティング）時のMDRPUの予防法　73
7. 装着中のケア　73
8. 患者・家族へ指導する内容　74
9. 医療安全の観点からの多職種連携　74

第6章 血管留置カテーテル（動脈ライン・末梢静脈ライン）　76

1. 機器の用途　76
2. 発生しやすい部位　76
3. 予防　77
4. リスクアセスメント　78
5. 機器選択時のMDRPUの予防法　80
6. 装着（フィッティング）時のMDRPUの予防法　80
7. 装着中のケア　81
8. 患者・家族へ指導する内容　81
9. 医療安全の観点からの多職種連携　81

第7章 経鼻胃チューブ　82

1. 機器の用途　82
2. 発生しやすい部位　82
3. 予防　82
4. リスクアセスメント　84
5. 機器選択時のMDRPUの予防法　86
6. 機器装着（フィッティング）時のMDRPUの予防法　86
7. 装着中のケア　86
8. 患者・家族へ指導する内容　89
9. 医療安全の観点からの多職種連携　89

第8章 小児：経鼻挿管チューブ 90
1. 機器の用途 90
2. 発生しやすい部位 90
3. 予防 90
4. リスクアセスメント 92
5. 機器選択時のMDRPUの予防法 93
6. 機器装着（フィッティング）時のMDRPUの予防法 93
7. 装着中のケア 93
8. 患者・家族へ指導する内容 94
9. 医療安全の観点からの多職種連携 94

第9章 小児：気管切開カニューレ・カニューレ固定具 95
1. 機器の用途 95
2. 発生しやすい部位 96
3. 予防 96
4. リスクアセスメント 98
5. 機器選択時のMDRPUの予防法 99
6. 機器装着（フィッティング）時のMDRPUの予防法 99
7. 装着中のケア 100
8. 患者・家族へ指導する内容 102
9. 医療安全の観点からの多職種連携 102

第10章 小児：点滴固定用シーネ 103
1. 機器の用途 103
2. 発生しやすい部位 104
3. 予防 104
4. リスクアセスメント 106
5. 機器選択時のMDRPUの予防法 107
6. 機器装着（フィッティング）時のMDRPUの予防法 108
7. 装着中のケア 110
8. 患者・家族へ指導する内容 111
9. 医療安全の観点からの多職種連携 111

・本書に掲載しているケア方法等は、著者が臨床例を基に展開しています。実践によって得られた方法を普遍化すべき努力をしておりますが、万一本書の記載内容によって不測の事態等が起こった場合、編者・著者、出版社はその責を負いかねますことをご了承ください。なお、本書掲載の写真は著者・提供各社によるものです。
・本書に掲載している医療機器・薬剤については出版時最新のものです。使用にあたっては、医療機器については取扱説明書・使用説明書、薬剤については添付文書を必ずご参照ください。

装丁：鮎川廉　　本文DTP：明昌堂

> 序章

ベストプラクティス作成の経緯と目標

1. 完成までの経緯

　入院患者に対する褥瘡対策は診療報酬が大きく関与している。2002年度に褥瘡対策未実施減算が導入され、褥瘡医療は大きく様変わりした。これは、褥瘡対策が未実施の場合、入院基本料の所定点数から1日あたり5点減算というものであった。ここでいう褥瘡対策とは、①専任の医師、看護職員からなる褥瘡対策チームが設置されていること、②日常生活自立度の低い入院患者について褥瘡対策に関する診療計画を作成し、実施すること、③必要な体圧分散マットレス等を使用する体制が整えられていることの3点である。この診療報酬制度により、事務職をはじめ、看護師以外の医療職が褥瘡の治療だけでなく、褥瘡の発生予防についてもその対策に真剣に取り組み始めた。2004年度改定では減算が見直され、褥瘡患者管理加算（1回の入院につき20点）が新設された。2006年度には、急性期入院医療において重点的な褥瘡ケアが必要な患者に対し総合的な褥瘡対策を実施する場合は、褥瘡ハイリスク患者ケア加算（1回の入院につき500点）が新設された。そして2012年度の診療報酬改定において、褥瘡患者管理加算が入院基本料の算定要件に含まれた。

　これらの褥瘡対策により、2010年の褥瘡有病率は、病院1.9〜3.5％、介護保険施設1.9〜2.2％、訪問看護ステーション5.5％となった（日本褥瘡学会実態調査委員会、2012）。特に大学病院等の急性期病院においては院内で発生する褥瘡は確実に減り、1％をきる施設も出てきた。

　このような背景の中で、ギプスや静脈血栓塞栓症予防用弾性ストッキング、非侵襲的陽圧換気用マスクの装着部位などに生じる創傷、すなわち外力が原因で発症する創傷が注目され始めた。これらの創傷は以前から存在してはいたが、これまでの褥瘡対策のみでは発生が予防できず、新たな対策が必要な創傷として、注目され始めたのである。また、注目された他の理由として、医療の高度化に伴い、多様な医療機器が疾患治療のために患者に使用され、その使用により生じる皮膚障害は医療事故としてみなされることもあった。

　日本褥瘡学会では2011年に医療関連機器圧迫創傷（Medical Device Related Pressure Ulcer：MDRPU）に関する指針の策定を行うことをアクションプランの中に掲げ、医療関連機器圧迫創傷を従来の褥瘡と区別して位置づけることとした。

　4回のコンセンサスシンポジウムを通じて、医療関連機器圧迫創傷に関する合意形成を推進した。各コンセンサスシンポジウムの論点とコンセンサス事項を**表1**に示す。なお、詳細はそれぞれの該当箇所で説明する。

表1 コンセンサスシンポジウムの論点とコンセンサス事項

年・開催地	コンセンサスシンポジウム論点	コンセンサス事項
2012・横浜	・MDRPUは褥瘡か？	・学会が主導して取り組むべき創傷としてMDRPUを含める
2013・神戸	・MDRPUは褥瘡か？ ・medical deviceとは何か？ ・MDRPUの日本語表記をどのようにするか？ ・有病率算出式、実態調査をどのようにするか？ ・MDRPUの経過評価をどのようにするか？	・厳密には従来の褥瘡すなわち自重関連褥瘡（self load related pressure ulcer）と区別されるが、ともに圧迫創傷であり広い意味では褥瘡の範疇に属する ・医薬品医療機器等法（旧薬事法）に規定される機器以外も広く含める ・医療関連機器圧迫創傷と表記する ・実態調査においては、自重関連褥瘡と区別して有病率を算出する。算出式は日本褥瘡学会が公表する褥瘡有病率、褥瘡推定発生率に準ずる ・DESIGN-R®を使用してもよい
2014・名古屋	・MDRPUの発生概念図 ・対策指針（ベストプラクティス）に取り上げる機器	・機器要因、個体要因、ケア要因に分類される ・実態調査結果を考慮して選択する
2015・仙台	・MDRPU予防・管理をどのように実施するか？	・MDRPU予防・管理フローチャートを用いる

2. 作成組織

　日本褥瘡学会の3委員会、学術委員会、用語検討委員会、実態調査委員会の協働でベストプラクティスの策定を行った。各委員会委員は以下のとおりである。

日本褥瘡学会学術委員会 (敬称略)

　須釜淳子（委員長）
　意見構築担当：川上重彦、真田弘美、古江増隆、宮地良樹
　実務担当：石澤美保子、鎌田直子、木下幸子、仲上豪二朗、深川修二、松井優子、横尾和久

実態調査委員会 (敬称略)

　武田利明（委員長）、志渡晃一（副委員長）、安部正敏、田中克己、野口まどか、橋本一郎、林みゆき、樋口浩文、水谷仁

用語検討委員会 (敬称略)

　立花隆夫（委員長）、青木和恵、大浦紀彦、上出良一、河合俊宏、白石弘美、杉元雅晴、中條俊夫、東口髙志、渡邊成、渡邊千登世

ワーキング委員会 （表中＊外部ワーキング委員）

担当		所属
概要	コーディネーター：須釜淳子	金沢大学医薬保健研究域保健学系
	WG委員　　　：松井優子	金沢医科大学看護学部基礎看護学
	レビュー担当役員：川上重彦	金沢医科大学形成外科
	真田弘美	東京大学大学院医学系研究科老年看護学／創傷看護学
	宮地良樹	滋賀県立成人病センター
静脈血栓塞栓症予防用弾性ストッキング、間欠的空気圧迫装置	コーディネーター：木下幸子	金沢医科大学看護学部成人看護学
	WG委員　　　：寺師浩人	神戸大学医学部形成外科
	野口まどか	神戸大学医学部付属病院看護部
	孟　真＊	横浜南共済病院心臓血管外科、日本静脈学会
	保田知生＊	近畿大学医学部外科安全管理部、日本静脈学会
	清島真理子	岐阜大学医学部皮膚科
	レビュー担当役員：安部正敏	医療法人社団廣仁会札幌皮膚科クリニック
	青木和恵	静岡県立静岡がんセンター看護部
非侵襲的陽圧換気療法マスク	コーディネーター：仲上豪二朗	東京大学大学院医学系研究科老年看護学／創傷看護学
	WG委員　　　：志村知子	日本医科大学付属病院看護部
	村上正洋	日本医科大学武蔵小杉病院形成外科
	野口裕幸＊	北里大学保健衛生専門学院臨床工学専攻科、CE野口企画
	レビュー担当役員：尹　浩信	熊本大学大学院生命科学研究部皮膚病態治療再建学
	安田　浩	産業医科大学病院形成外科
ギプス・シーネ等の固定具	コーディネーター：石澤美保子	奈良県立医科大学医学部看護学科成人看護学
	WG委員　　　：田中康仁＊	奈良県立医科大学整形外科
	富和清訓＊	奈良県立医科大学整形外科
	西林直子	奈良県立医科大学附属病院看護部
	天内陽子	奈良県総合医療センター看護部
	レビュー担当役員：杉元雅晴	神戸学院大学総合リハビリテーション学部理学療法学専攻
	山本有平	北海道大学 大学院医学研究科機能再生医学講座形成外科学
尿道留置用カテーテル 便失禁管理システム 血管留置カテーテル 経鼻胃チューブ	コーディネーター：深川修司	九州大学皮膚科
	WG委員　　　：海田真治子	久留米大学病院看護部
	立花由紀子	九州大学病院看護部
	和田美香	九州大学病院看護部
	原田起代枝	九州大学病院看護部
	宮﨑敬子	九州大学病院看護部
	レビュー担当役員：門野岳史	聖マリアンナ医科大学皮膚科
	石澤美保子	奈良県立医科大学医学部看護学科成人看護学
	米田隆志	芝浦工業大学システム理工学部
	塚田邦夫	高岡駅南クリニック
	紺家千津子	金沢医科大学看護学部成人看護学
	安田　浩	産業医科大学病院形成外科
	幣　憲一郎	京都大学医学部附属病院 疾患栄養治療部
	山本有平	北海道大学大学院医学研究科機能再生医学講座形成外科学
小児 経鼻挿管カニューレ 気管切開カニューレ・カニューレ固定具 点滴固定用シーネ	コーディネーター：鎌田直子	兵庫県立こども病院看護部
	横尾和久	愛知医科大学形成外科
	WG委員　　　：奥田裕美	国立成育医療研究センター看護部
	松尾規佐	大阪母子保健総合医療センター看護部
	中村雅恵	静岡県立こども病院看護部
	金森　豊＊	国立成育医療センター小児外科
	レビュー担当役員：寺師浩人	神戸大学医学部形成外科
	南　由起子	サンシティ銀座EAST
	関根祐介	東京医科大学病院薬剤部
	大浦紀彦	杏林大学医学部形成外科
	坪井良治	東京医科大学皮膚科学分野
	田中秀子	淑徳大学看護学部看護学科成人看護学

3. 目標

　現状においては明らかに最適な予防・管理に関するエビデンスが不足していることをふまえ、医療関連機器圧迫創傷の予防・管理のベストプラクティスモデルを示すことによって、医療の質を向上させ、安全・安心な療養環境が提供されることを目標とする。

4. 利用者・利用場面

　すべての医療従事者が、医療関連機器圧迫創傷の予防・管理において活用されることを想定して本ベストプラクティスを作成した。ただし、すべての施設で適用できるものではない。また、患者の臨床像、入院・在宅の別、施設の状況、医療従事者の特性などを無視して、個々のケースへの画一的な適用を求めるものではない。

5. 対象集団

　本ベストプラクティスは、療養場所を問わず医療関連機器を装着するすべての患者を対象とする。

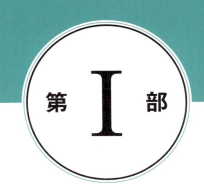

医療関連機器圧迫創傷の概要

第1章 医療関連機器圧迫創傷
(Medical Device Related Pressure Ulcer：MDRPU) の定義

第1回、2回のコンセンサスシンポジウムを通して、日本褥瘡学会学術委員会と用語検討委員会の協働で以下のように定義した。

> 医療関連機器による圧迫で生じる皮膚ないし下床の組織損傷であり、厳密には従来の褥瘡すなわち自重関連褥瘡（self load related pressure ulcer）と区別されるが、ともに圧迫創傷であり広い意味では褥瘡の範疇に属する。なお、尿道、消化管、気道等の粘膜に発生する創傷は含めない。

医療機器は医薬品医療機器等法で、「人もしくは動物の疾病の診断、治療もしくは予防に使用されること、または人もしくは動物の身体の構造もしくは機能に影響を及ぼすことが目的とされている機械器具などにあって、法令で定めるものをいう」と定義されている。したがって、たとえば手作りの抑制帯などによって生じたものも含まれるよう「医療関連機器」とした。医療関連機器の例を表1に示す。医療関連機器圧迫創傷の重症度、経過評価は、DESIGN-R®を用いてもよい。

表1 医療関連機器の例

- 静脈血栓塞栓症予防用弾性ストッキング
- 非侵襲的陽圧換気療法マスク
- ギプス、シーネ（点滴固定用含む）
- 経鼻経管法用チューブ（経鼻胃チューブ等）
- 経ろう管法用チューブ（胃ろう等）
- 間欠的空気圧迫装置
- 手術用体位固定用具（手台、支持板、等）
- 血管留置カテーテル（動脈ライン、末梢静脈ライン）
- 尿道留置用カテーテル
- 経皮的動脈血酸素飽和度モニタ（SpO_2モニタ）
- 抑制帯
- 車椅子のアームレスト・フットレスト
- 酸素マスク
- 経鼻酸素カニューレ
- 気管切開カニューレ
- 気管内チューブ（経鼻または経口気管挿管専用チューブ、バイトブロック）
- 酸素マスク・気管切開チューブの固定用ひも
- 気管切開カニューレ固定具
- 上肢装具（指装具、把持装具、肩装具、等）
- 下肢装具（整形靴、短下肢装具、長下肢装具、等）
- 体幹装具（胸腰仙椎装具、頸椎装具、等）
- 介達牽引
- ベッド柵

医療関連機器圧迫創傷の疫学

　日本褥瘡学会学術委員会と実態調査委員会との協働で、本邦における医療関連機器圧迫創傷の有病率とベストプラクティスに盛り込むべき内容を検討するために、第3回（平成24年度）実態調査に医療関連機器圧迫創傷に関連する調査項目を含めて調査を行った。なお、調査の詳細は日本褥瘡学会誌掲載の報告[1]を参照いただきたい。

1．調査方法

　調査施設において褥瘡の管理を受けている療養者を対象とした。調査に同意が得られ分析可能であった対象者がいた施設数は、病院301施設、介護保険施設127施設、訪問看護ステーション134施設の総計562施設であった。病院の内訳は、一般病院188施設、療養型病床を有する一般病院50施設、大学病院51施設、精神病院6施設、小児専門病院6施設であった。
　2013年10月中に各施設で任意に設定した1日を調査日とし、調査日の設定に関しては、各施設に一任した。
　調査に関する同意が得られた施設に対してログイン用のIDとパスワードを付与し、日本褥瘡学会のホームページを介しての無記名式選択肢回答型質問紙による調査を行った。
　文部科学省・厚生労働省による『疫学研究に関する倫理指針（平成14年6月17日実施、平成16年12月28日改正、平成17年6月29日一部改正、平成19年8月16日全部改正、平成20年12月1日一部改正』の定めるところに準拠して実施した。また、実態調査委員長が所属する大学の倫理審査委員会の承認を得た。

2．医療関連機器圧迫創傷有病率の算出・医療関連機器圧迫創傷推定発生率の算出法

　2006年6月に褥瘡学会が公表した褥瘡の有病率・推定発生率算出方法[2]に準拠し算出した（図1）。この算出法は、2013年8月に行われた学術集会シンポジウムにおいてコンセンサスを得ている。

3．有病率・推定発生率

　医療関連機器圧迫創傷有病率は、病院0.14〜0.74％、介護保険施設0.02〜0.07％、訪問看護ステーションは0.34％であった（表1）。施設別医療関連機器圧迫創傷推定発生率は、病院0.14〜0.74％、介護保険施設0.02〜0.03％、訪問看護ステーション0.25％であった（表1）。この結果から医療関連機器圧迫創傷のほとんどが施設内発生であったため、これ以降の分析は、施設内・外を分けずに集計した。全褥瘡（従来の褥瘡、医療関連機器圧迫創傷、どちらか判断不明）の中で、医療関連機器が発生に関与していた圧迫創傷を有する割合は、病院6.4〜50.0％、介護保険施設1.8〜5.5％、訪問看護ステーション12.9％であった（表2）。

第Ⅰ部

図1　MDRPU有病率と推定発生率の算出式

有病率（%）

$$\frac{調査日に MDRPU を保有する患者数}{調査日の施設入院患者数} \times 100$$

推定発生率（%）

$$\frac{調査日に MDRPU を保有する患者数 － 入院時既に MDRPU 保有が記録されていた患者数}{調査日の施設入院患者数} \times 100$$

✔ 2006 年に公表した算出式に準じた
（平成 18 年度診断報酬改定　褥瘡関連項目に関する指針　56 ページ）

✔ 分母が医療関連機器使用者数でないことに注意

表1　調査施設別医療関連機器圧迫創傷の有病率・推定発生率

施設区分	有病率（%）	推定発生率
一般病院	0.25	0.24
一般病院[1]	0.14	0.14
大学病院	0.28	0.26
小児専門病院	0.74	0.74
介護老人福祉施設	0.02	0.02
介護老人保健施設	0.07	0.03
訪問看護ST[2]	0.34	0.25

1：療養型病床を有する一般病院、2：訪問看護ステーション

表2　調査施設別褥瘡のうち医療関連機器圧迫創傷の占める割合

施設区分	MDRPUの割合（%）
一般病院	12.4
一般病院[1]	6.4
大学病院	20.0
小児専門病院	50.0
介護老人福祉施設	1.8
介護老人保健施設	5.5
訪問看護ST[2]	12.9

1：療養型病床を有する一般病院、2：訪問看護ステーション

4. 医療関連機器圧迫創傷の部位・深さ（表3、4）

　　一般病院において最も多い部位は、足23.9％、次いで下肢23.0％であった。療養型病床を有する一般病院では、足40.6％、次いで下肢21.9％であった。大学病院では下肢24.2％、次いで耳介、鼻、口唇・口角以外の顔面・頸部13.7％であった。小児専門病院では、耳介、鼻、口唇・口角以外の顔面・頸部40.0％、次いで体幹26.7％であった。介護老人福祉施設では下肢（脛骨部）100％（1名）、介護老人保健施設では、足40.0％であった。訪問看護ステーションでは、体幹部16.2％、次いで耳介、耳介、鼻、口唇・口角以外の顔面・頸部で各13.5％であった。

　　最も多い深さがd2（真皮までの損傷）であったのは、一般病院38.7％、療養型病床を有する一般病院53.1％、大学病院41.9％、介護老人福祉施設100％（1名）、介護老人保健施設60％であった。d1（持続

表3　施設別医療関連機器圧迫創傷の保有部位

	一般病院		一般病院[1]		大学病院		小児専門病院		介護老人福祉施設		介護老人保健施設		訪問看護ST[2]	
	部位数	%	部位数	%	部位数	%	部位数	%	部位数	%	部位数	%	部位数	%
耳介	8	3.3	2	6.7	2	1.6	0	0.0	0	0.0	0	0.0	5	13.5
鼻	21	8.6	4	12.5	15	12.1	2	13.3	0	0.0	0	0.0	1	2.7
口唇・口角	19	7.8	0	0.0	5	4.0	0	0.0	0	0.0	0	0.0	0	0.0
上述以外の顔・頸部	24	9.9	3	9.3	17	13.7	6	40.0	0	0.0	0	0.0	5	13.5
体幹	24	9.9	3	9.3	16	12.9	4	26.7	0	0.0	0	0.0	6	16.2
上肢	22	9.1	0	0.0	7	5.6	0	0.0	0	0.0	1	20.0	3	8.1
手	9	3.7	0	0.0	14	11.3	1	6.7	0	0.0	0	0.0	3	8.1
下肢	56	23.0	7	21.9	30	24.2	1	6.7	1	100.0	0	0.0	3	8.1
足	58	23.9	13	40.6	18	14.5	1	6.7	0	0.0	2	40.0	3	8.1
不明	2	0.8	0	0.0	0	0.0	0	0.0	0	0.0	2	40.0	8	21.6
合計	243	100.0	32	100.0	124	100.0	15	100.0	1	100.0	5	100.0	37	100.0

1：療養型病床を有する一般病院、2：訪問看護ステーション

表4　施設別医療関連機器圧迫創傷の深さ

	一般病院		一般病院[1]		大学病院		小児専門病院		介護老人福祉施設		介護老人保健施設		訪問看護ST[2]	
	部位数	%	部位数	%	部位数	%	部位数	%	部位数	%	部位数	%	部位数	%
d1	81	33.3	9	28.1	40	32.3	8	53.3	0	0.0	0	0.0	13	35.1
d2	94	38.7	17	53.1	52	41.9	5	33.3	1	100.0	3	60.0	10	27.0
D3	32	13.2	2	6.3	9	7.3	1	6.7	0	0.0	0	0.0	6	16.2
D4	0	0.0	1	3.1	2	1.6	0	0.0	0	0.0	0	0.0	0	0.0
D5	1	0.4	0	0.0	0	0.0	0	0.0	0	0.0	0	0.0	0	0.0
DU	15	6.2	0	0.0	9	7.3	1	6.7	0	0.0	0	0.0	0	0.0
不明	20	8.2	3	9.4	12	9.7	0	0.0	0	0.0	2	40.0	8	21.6
合計	243	100.0	32	100.0	124	100.0	15	100.0	1	100.0	5	100.0	37	100.0

1：療養型病床を有する一般病院、2：訪問看護ステーション

する発赤）であったのは、小児専門病院53.3％、訪問看護ステーション35.1％であった。一方、深い創傷の割合が10％以上あった施設は、一般病院13.6％（D3&5　皮下組織までの損傷＆関節腔、体腔にいたる損傷）、訪問看護ステーション16.2％（D3　皮下組織までの損傷）であった。

5．医療関連機器圧迫創傷有病者の特徴

1）年齢・性別（表5、6）

　小児専門病院を除く施設においては、65歳以上の有病者が最も多かった。一般病院31.4％（75－84歳）、療養型病床を有する一般病院30.4％（65－74歳）、大学病院28.9％（75－84歳）、介護老人福祉施設100％（95歳以上　1名）、介護老人保健施設50％（85－94歳）、訪問看護ステーション46.4％（75－84歳）であった。一方、65歳未満の有病者は、一般病院29.1％、療養型病床を有する一般病院8.6％、大学病院44.4％、小児専門病院100％、訪問看護ステーション25.1％であった。

　性別は男性が46.4～63.6％であった。

2）疾患（表7）

　一般病院の医療関連機器圧迫創傷有病者の最も多い主たる疾患は、骨・関節疾患19.8％、次いで呼吸器疾患15.4％、悪性新生物11.5％であった。療養型病床を有する一般病院では、骨・関節疾患29.0％、次いで呼吸器疾患19.4％、悪性新生物9.7％であった。大学病院では、高血圧以外の循環器疾患14.8％、次

表5　医療関連機器圧迫創傷保有者の年齢

	一般病院		一般病院[1]		大学病院		小児専門病院		介護老人福祉施設		介護老人保健施設		訪問看護ST[2]	
	人数	％	人数	％	人数	％	人数	％	人数	％	人数	％	人数	％
<20	8	4.7	1	4.3	10	11.1	10	90.9	0	0.0	0	0.0	5	17.9
20-49	16	9.3	1	4.3	8	8.9	1	9.1	0	0.0	0	0.0	1	3.6
50-64	26	15.1	0	0.0	22	24.4	0	0.0	0	0.0	0	0.0	1	3.6
65-74	34	19.8	7	30.4	18	20.0	0	0.0	0	0.0	0	0.0	3	10.7
75-84	54	31.4	6	26.1	26	28.9	0	0.0	0	0.0	0	0.0	13	46.4
85-94	29	16.9	6	26.1	6	6.7	0	0.0	0	0.0	1	25.0	4	14.3
95以上	4	2.3	2	8.7	0	0.0	0	0.0	0	0.0	2	50.0	1	3.6
不明	1	0.6	0	0.0	0	0.0	0	0.0	1	100.0	1	25.0	0	0.0
合計	172	100	23	100	90	100	11	100	1	100	4	100	28	100

1：療養型病床を有する一般病院、2：訪問看護ステーション

表6　医療関連機器圧迫創傷保有者の性別

	一般病院		一般病院[1]		大学病院		小児専門病院		介護老人福祉施設		介護老人保健施設		訪問看護ST[2]	
	人数	％	人数	％	人数	％	人数	％	人数	％	人数	％	人数	％
男性	93	54.1	11	47.8	49	54.4	7	63.6	0	0.0	2	50.0	13	46.4
女性	78	45.3	12	52.2	41	45.6	4	36.4	1	100.0	2	50.0	14	50.0
不明	1	0.6	0	0.0	0	0.0	0	0.0	0	0.0	0	0.0	1	3.6
合計	172	100	23	100	90	100	11	100	1	100	4	100	28	100

1：療養型病床を有する一般病院、2：訪問看護ステーション

表7　医療関連機器圧迫創傷保有者の施設別主たる疾患（重複あり）

	一般病院		一般病院[1]		大学病院		小児専門病院		介護老人福祉施設		介護老人保健施設		訪問看護ST[2]	
	人数	%	人数	%	人数	%	人数	%	人数	%	人数	%	人数	%
脳血管後遺症	14	6.2	2	6.5	11	8.6	1	6.3	1	33.3	1	11.1	2	5.1
骨・関節疾患	45	19.8	9	29.0	12	9.4	2	12.5	0	0.0	2	22.2	1	2.6
悪性新生物	26	11.5	3	9.7	16	12.5	0	0.0	0	0.0	0	0.0	5	12.8
感染	20	8.8	2	6.5	4	3.1	1	6.3	0	0.0	0	0.0	0	0.0
呼吸器疾患	35	15.4	6	19.4	13	10.2	6	37.5	0	0.0	0	0.0	4	10.3
認知症	2	0.9	0	0.0	0	0.0	0	0.0	1	33.3	3	33.3	2	5.1
精神疾患	1	0.4	0	0.0	0	0.0	1	6.3	0	0.0	0	0.0	0	0.0
高血圧	1	0.4	0	0.0	4	3.1	0	0.0	0	0.0	0	0.0	1	2.6
高血圧症以外の循環器疾患	22	9.7	1	3.2	19	14.8	2	12.5	0	0.0	0	0.0	0	0.0
脊椎疾患	4	1.8	0	0.0	3	2.3	0	0.0	0	0.0	0	0.0	3	7.7
外傷	11	4.8	2	6.5	9	7.0	0	0.0	0	0.0	0	0.0	2	5.1
老衰	1	0.4	0	0.0	0	0.0	0	0.0	1	33.3	0	0.0	0	0.0
糖尿病	2	0.9	1	3.2	6	4.7	0	0.0	0	0.0	1	11.1	2	5.1
腎不全	5	2.2	0	0.0	6	4.7	1	6.3	0	0.0	0	0.0	0	0.0
電解質異常	3	1.3	0	0.0	2	1.6	0	0.0	0	0.0	0	0.0	0	0.0
低出生体重児	0	0.0	0	0.0	1	0.8	1	6.3	0	0.0	0	0.0	0	0.0
褥瘡	8	3.5	2	6.5	2	1.6	0	0.0	0	0.0	1	11.1	4	10.3
消化器疾患	6	2.6	0	0.0	8	6.3	0	0.0	0	0.0	0	0.0	1	2.6
脳血管疾患	9	4.0	0	0.0	4	3.1	0	0.0	0	0.0	0	0.0	0	0.0
皮膚疾患	3	1.3	0	0.0	1	0.8	0	0.0	0	0.0	0	0.0	1	2.6
泌尿器疾患	2	0.9	0	0.0	0	0.0	0	0.0	0	0.0	0	0.0	2	5.1
感覚器（眼科）	2	0.9	0	0.0	1	0.8	0	0.0	0	0.0	0	0.0	0	0.0
その他	5	2.2	3	9.7	6	4.7	1	6.3	0	0.0	1	11.1	6	15.4
不明	0	0.0	0	0.0	0	0.0	0	0.0	0	0.0	0	0.0	3	7.7
合計	227	100	31	100	128	100	16	100	3	100	9	100	39	100

1：療養型病床を有する一般病院、2：訪問看護ステーション

表8　施設別医療関連機器圧迫創傷保有者の日常生活自立度

	一般病院		一般病院[1]		大学病院		小児専門病院		介護老人福祉施設		介護老人保健施設		訪問看護ST[2]	
	人数	%	人数	%	人数	%	人数	%	人数	%	人数	%	人数	%
J1	2	1.2	0	0.0	2	2.2	0	0.0	0	0.0	0	0.0	0	0.0
J2	3	1.7	0	0.0	0	0.0	0	0.0	0	0.0	0	0.0	1	3.6
A1	5	2.9	0	0.0	1	1.1	0	0.0	0	0.0	0	0.0	0	0.0
A2	2	1.2	2	8.7	2	2.2	0	0.0	0	0.0	0	0.0	3	10.7
B1	12	7.0	2	8.7	8	8.9	0	0.0	0	0.0	0	0.0	2	7.1
B2	29	16.9	5	21.7	11	12.2	1	9.1	1	100.0	3	75.0	8	28.6
C1	16	9.3	2	8.7	11	12.2	0	0.0	0	0.0	0	0.0	2	7.1
C2	103	59.9	12	52.2	54	60.0	8	72.7	0	0.0	0	0.0	10	35.7
記載なし	0	0.0	0	0.0	1	1.1	2	18.2	0	0.0	1	25.0	2	7.1
合計	172	100	23	100	90	100	11	100	1	100	4	100	28	100

1：療養型病床を有する一般病院、2：訪問看護ステーション

いで悪性新生物12.5%、骨・関節疾患9.4%であった。小児専門病院では、呼吸器疾患37.5%、次いで骨・関節疾患、高血圧以外の循環器疾患が各12.5%であった。介護老人福祉施設の有病者1名は、脳血管障害後遺症・認知症・老衰を有していた。介護老人保健施設では、認知症33.3%、骨・関節疾患22.2%であった。訪問看護ステーションでは、悪性新生物12.8%、呼吸器疾患、褥瘡が各10.3%であった。

3）日常生活自立度（表8）

　ランクC2が最も多かったのは、一般病院59.9%、療養型病床を有する一般病院52.2%、大学病院60.0%、小児専門病院72.7%、訪問看護ステーション35.7%であった。ランクB2が最も多かったのは、介護老人福祉施設100%（1名）、介護老人保健施設75.0%であった。その一方、褥瘡に関する診療計画書の作成を要しないランクJまたはAの者が、一般病院7.0%、療養型病床を有する一般病院8.7%、大学病院5.5%、訪問看護ステーション14.3%であった。

6．創傷発生に関与した医療関連機器（図2）

　図2に各施設上位10位までの医療関連機器を示した。一般病院の創傷発生に関与した最も多い医療関連機器は、ギプス、シーネ15.9%、次いで医療用弾性ストッキング14.3%、気管内チューブ8.8%であった。療養型病床を有する一般病院では、医療用弾性ストッキング、NPPVマスクが各20.6%、次いでギプス、シーネ17.6%であった。大学病院では、医療用弾性ストッキング23.5%、次いでNPPVフェイスマスク、手術用体位固定用具が各9.1%であった。小児専門病院では、体幹装具26.7%、次いでNPPVフェイスマスク、気管切開カニューレ固定具各13.3%であった。介護老人福祉施設では、車椅子のアームレスト・フットレスト2部位、下肢装具、抑制帯が各1部位であった。介護老人保健施設では、車椅子のアームレスト・フットレスト1部位であった。訪問看護ステーションでは、経ろう管チューブ17.9%、次いで経鼻酸素カニューレ、ベッド柵が各12.8%であった。

図2-1　一般病院

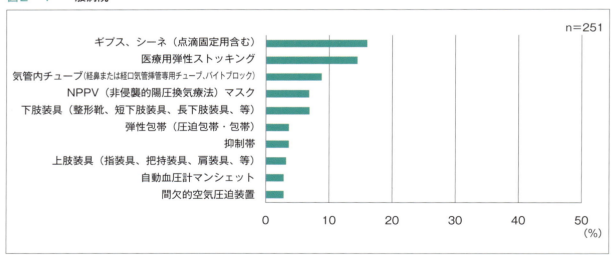

図2-2 療養型病床を有する一般病院

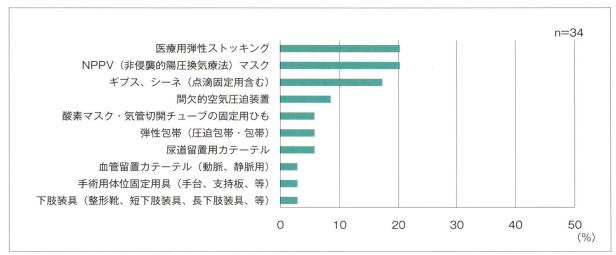

図2-3 大学病院

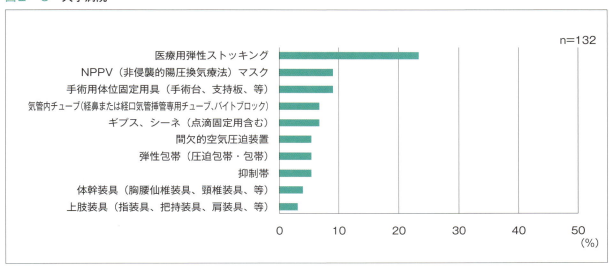

図2-4 小児専門病院

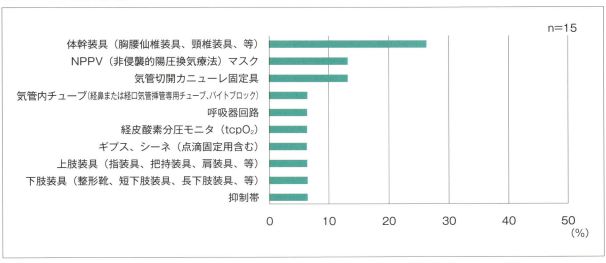

図2-5 介護老人福祉施設および介護老人保健施設

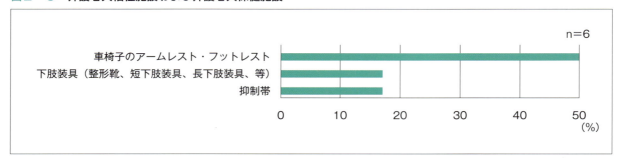

図2-6 訪問看護ステーション

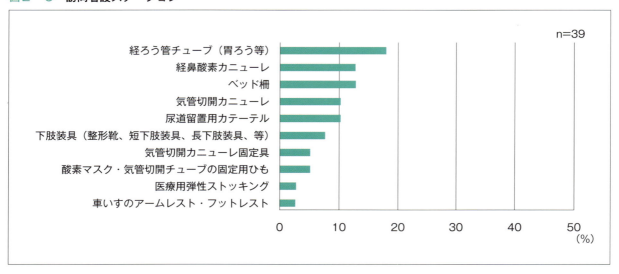

7. 考察・まとめ

　医療関連機器圧迫創傷の有病率は自重関連褥瘡と比較し低いが、そのほとんどは施設内発症でありその対策は各施設の医療の質保証・改善において必須である。また、全褥瘡に占める割合は小児専門病院50％、大学病院20％と高く、特にこれらの施設においては早急に解決すべき課題であると考える。発生部位は下肢や顔面にも発症することが自重関連褥瘡と異なっていた。また、療養施設において医療関連機器圧迫創傷の発生に関与する機器も異なっていた。以上から、医療関連機器圧迫創傷の予防・管理には、これに特化した対策が必要であり、かつ機器別に特化した対策も必要であると考えた。

　今後は医療関連機器圧迫創傷の発生予防に向けて、①医療関連機器圧迫創傷の予防・管理のコアとなるベストプラクティスの策定、②医療安全に関する部門、関連学会との連携、③企業との連携による医療関連機器圧迫創傷の発生予防を目指した機器の開発、④患者、家族への教育が急務と言える。

　まずその第1歩として、当学会では、医療関連機器圧迫創傷の存在を医療従事者に広めるためにポスター（図3）を作成し、学会ホームページ上で公開した（http://www.jspu.org）。

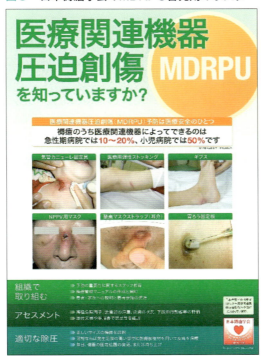

図3 日本褥瘡学会のMDRPU啓発用のポスター

文献

1. 日本褥瘡学会学術委員会, 実態調査委員会:第3回(平成24年度)日本褥瘡学会実態調査報告 療養場所別医療関連機器圧迫創傷の有病率, 部位, 重症度(深さ), 有病者の特徴,発生関連機器. 褥瘡会誌 17:141-158, 2015.
2. 日本褥瘡学会編集:平成18年度(2006年度)診療報酬改定 褥瘡関連項目に関する指針. pp56, 日本褥瘡学会, 東京, 2006.

第Ⅰ部

第3章 医療関連機器圧迫創傷の発生要因

　日本褥瘡学会学術委員会と用語検討委員会の協働で、医療関連機器圧迫創傷の発生要因に関する文献、エキスパートオピニオン、コンセンサスシンポジウム（2014）を経て、医療関連機器圧迫創傷の発生概念図を作成した。発生要因を機器要因、個体要因、ケア要因の3つに分類した（図1）。リスク保有者の同定は、下記の15の危険因子に「あり、なし」で判断すると良い。その項目の定義を下記に示す。

1. 機器要因

■サイズ、形状の不一致
　年齢または身体に適合したサイズ、形状の機器が使用されなかったこと、あるいは、存在しないことをいう。

■情報提供不足
　医療関連機器圧迫創傷を予防するために必要な使用禁忌、機器選択・装着方法、管理方法などの情報が、取扱い説明書または添付文書等で適切に提示されていないことをいう。

図1　医療関連機器圧迫創傷（MDRPU）発生概念図

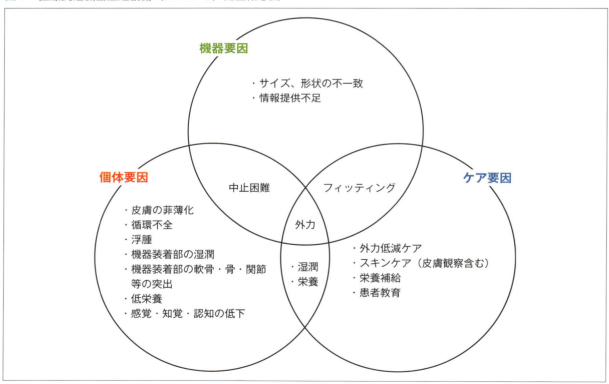

16

2．個体要因

■皮膚の菲薄化

　さまざまな原因により医療関連機器装着部の皮膚が薄くなり、軽微な外力で表皮または真皮が損傷を受けやすい状態をいう。

■循環不全

　心臓または血管の障害や血液凝固能などの異常により、心臓から各臓器への十分な血流が供給されない状態、または、各臓器から心臓へ還流されない状態をいう。

■浮腫

　皮膚、粘膜、皮下組織、内臓などの間質に組織間液が過剰に貯留した状態をいう。皮膚では圧迫すると指圧痕が残る。炎症、低蛋白血症により血漿が血管外へ移行して組織間液が増加することや、リンパ管の閉塞や心不全などによる循環不全などにより組織間液の還流が抑制されて生じる。

■機器装着部の湿潤

　機器を装着した部位および近傍皮膚の体温上昇に伴う発汗増や呼気中の水分滞留により、局所の水分が増えることをいう。

■機器装着部の軟骨・骨・関節等の突出

　医療関連機器の装着部に局所圧をもたらす要因となる軟骨・骨・関節等の出っぱりをいう。

■低栄養

　栄養素の摂取が生体の必要量より少ないときに起こる体の状態である。中でも、たんぱく質とエネルギーが十分に摂れていない状態をいう。

■感覚・知覚・認知の低下

　医療関連機器を装着した部位および近傍皮膚の痛覚・触覚・温冷覚などの能力が低下、または、感じても訴えることができない状態をいう。

3．ケア要因

■外力低減ケア

　医療関連機器装着により皮膚および下床の組織に加わる外力を低減する目的で行われるケアをいう。

■スキンケア

　皮膚の生理機能を良好に維持する、あるいは向上させるために行うケアの総称である。具体的には、皮膚から刺激物、異物、感染源などを取り除く洗浄、皮膚と刺激物、異物、感染源などを遮断したり、皮膚への光熱刺激や物理的刺激を小さくしたりする被覆、角質層の水分を保持する保湿、皮膚の浸軟を防ぐ水分の除去などをいう。自重が負荷される部位や医療関連機器装着部においては、異常の早期発見、または皮膚の形態・機能を維持する目的で行われる。

■栄養補給

低栄養状態を改善もしくは回避し、身体機能を維持・向上するために栄養を適切に摂取させることをいう。外力による組織耐久性を維持・向上するために必要である。

■患者教育

医療関連機器圧迫創傷の予防、悪化防止に向けて患者または家族の協力が必要な内容を機器装着前、中に医療者によって教育することをいう。特に機器装着中の痛みの表出を奨励すること。

4. 機器＆ケア要因

■フィッティング

褥瘡予防用の減圧用具や医療関連機器などが良好に効果を発揮し、かつこれらの装着や使用による圧迫創傷の発生を予防することを目的に、最適なサイズ、形状、材質のものを選択し、適切に装着もしくは使用することをいう。

5. 機器＆個体要因

■中止困難

たとえば皮膚が菲薄した患者で機器のサイズ・形状も合っていないことがわかっていても、やむを得ず治療を優先して使用せざるを得ない状況をさす。

第4章 医療関連機器圧迫創傷の予防・管理の基本

医療関連機器圧迫創傷の予防・管理の基本

　医療関連機器圧迫創傷の予防・管理に関する文献、エキスパートオピニオン、コンセンサスシンポジウム（2015）を経て、予防・管理フローチャート（図1）を作成した。この予防・管理フローチャートは、医療関連機器を装着するすべての対象者に使用する。さらに、予防・管理フローチャートは、医療安全委員会および多職種との連携の中で実践される。

① 医療関連機器の装着の指示があったら、個体要因、機器要因のアセスメントを実施する。
　（指示がなくても医療関連機器使用の場面が生じたら、個体要因、機器要因のアセスメントを実施する）
② 医療関連機器の素材・サイズの選択に必要な身体計測や情報収集を行う。
③ ケア計画の立案と実施
　個体要因、機器要因の危険因子に「あり」がある項目に対し、リスクを取り除くあるいはリスクを下げるためのケア計画を立案する。
④ 医療関連機器をフィッティングする。
⑤ 最低2回／日の頻度で装着部およびその周囲皮膚を観察し、圧迫による兆候がないかを確認する。
⑥ MDRPUがない場合は、個体要因のアセスメントに戻る。
⑦ MDRPUがある場合は、創傷の状態をDESIGN-R®を用いて評価し、「褥瘡予防・管理ガイドライン（第4版）」（日本褥瘡学会編）に準拠した局所管理を実施する。
⑧ MDRPU発生原因となった機器の使用が中止可能か否かについて検討する。
　中止困難な場合は、個体要因のアセスメントに戻る。

　予防・管理フローチャートの「ケア計画の立案と実施」における基本事項[1-4]は以下のとおりである。

1. 外力低減ケア

■機器選択
・その施設で使用可能な医療関連機器を再検討し、圧迫またはずれ力が最小となる機器を選択する。たとえば、素材を柔軟性に富むものにする。
・過剰な圧を避けるように正しいサイズ選択と適切な機器の選択を確実に行う。

■フィッティング
・企業が提供する操作書（添付文書）に従い機器を使用する。
・機器の位置がずれることにより、過剰な圧迫が装着部および周囲皮膚に加わらないように機器の固定を確実に行う。
・機器を固定する医療用テープによって周囲皮膚にずれや圧迫が加わる可能性があるので注意する。テ

第Ⅰ部

図1　MDRPU予防・管理フローチャート

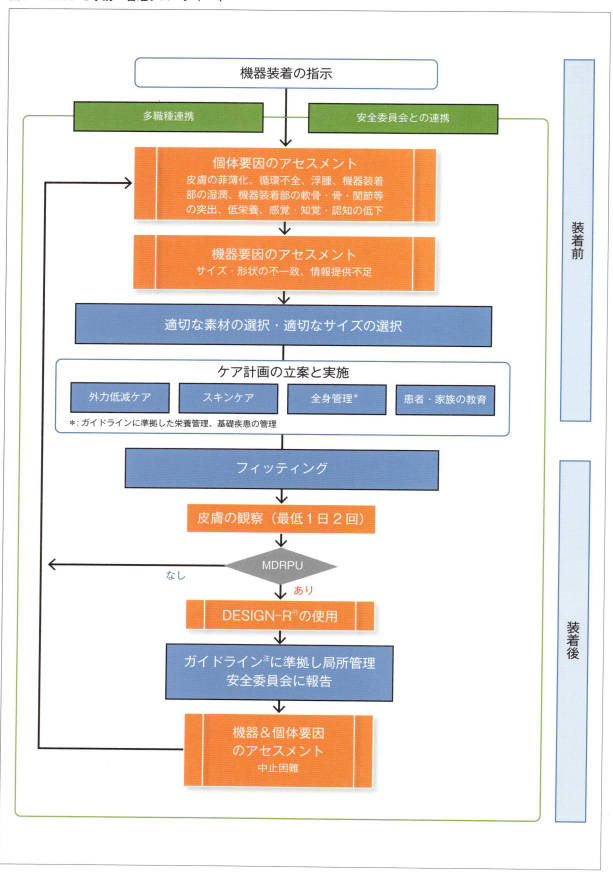

注：日本褥瘡学会編：褥瘡予防・管理ガイドライン（第4版）．2015．

第4章　医療関連機器圧迫創傷の予防・管理の基本

ープ貼用部位に被膜剤等を使用し、皮膚への影響を最小限にするとよい。

・粘着力の強い固定用テープを使用すると、テープ除去時に皮膚に損傷が起こりやすいため、剥離剤を使用したり、粘着力の弱いテープを使用したりする。

・ずれまたは圧迫を減少させるため必要時、機器と皮膚との間にクッション等をあてる。

・予防のため創傷被覆材（ドレッシング材）を使用してもよい[5.7]。

2．装着中の管理

・医学的に可能であれば早期に機器を除去する。

・機器が正しい位置に固定されているかを定期的に確認する。

・定期的に機器の固定位置を変える、または持ち上げる。

・位置の移動や持ち上げることが難しい機器は、関連職種でその頻度、方法について決めておくとよい。

3．スキンケア

・最低2回／日の頻度で装着部およびその周囲皮膚を観察する。

・観察ポイント1：装着部の皮膚を視診・触診し、医療関連機器圧迫創傷の既往、乾燥、浮腫、湿潤（発汗、便・尿失禁、創部からの滲出液、カテーテル等からの体液の漏出）の有無を確認する。

・観察ポイント2：機器装着部およびその周囲における痛み、不快の有無を確認する。

・皮膚を清潔にするために洗浄または清拭し、その後は乾いた状態に保つ。乾燥がある場合は、保湿する。

4．全身管理

・「褥瘡予防・管理ガイドライン（第4版）」（日本褥瘡学会編）に準拠し、栄養管理、基礎疾患の管理を行う。

5．患者・家族教育

・医療関連機器を装着する患者とその家族に皮膚の観察法を教える。

・医療関連機器を装着する患者に、MDRPU発生の危険性を説明し、装着部皮膚に痛み、痒み等の自覚症状が起こった場合には、遠慮せず医療スタッフに伝えることを促す。

6．多職種連携

・医療関連機器圧迫創傷は医療事故であり、予防の重要性についてスタッフを教育する。

・使用マニュアルを作成し、予防・管理対策を標準化する。

・すべての医療者が医療関連機器装着時には圧迫創傷発生の危険性があるという認識をもつ。

・機器の固定や位置移動の技術に熟練を要する場合は、初心者がその業務を行うときは他の熟練した医療スタッフがサポートする（例　気管チューブ等）。

・医療機器添付文書の【警告】【禁忌・禁止】欄を確認し、装着すべきでない患者への使用を避ける。

・医療機器添付文書の【操作方法、使用方法等】【使用上の注意】欄を確認し、医療機器関連圧迫創傷

21

の発生を予防する上で重要な記載がある場合は、使用中の患者の看護計画に追加する。
・医療関連機器圧迫創傷が発生した場合の報告、情報共有のあり方について決めておくとよい。

7. 安全委員会との連携

・医療安全委員会と連携し、医療関連機器圧迫創傷の発生要因、悪化要因のアセスメントを行う。
・必要ならば、企業へのフィードバック、スタッフへのフィードバックを行い、施設内における同一機器による医療関連機器圧迫創傷の再発を防ぐ対策を講じる。

文献

1. National Pressure Ulcer Advisory Panel, European Pressure Ulcer Advisory Panel and Pan Pacific Pressure Injury Alliance. Prevention and Treatment of Pressure ulcers: Clinical Practice Guideline. Emily Haesler (Ed.). Cambridge Media: Osborne Park, Western, Australia; 119-125, 2014.

2. Andrea Dyer: Ten top tips. Preventing device-related pressure ulcers. Wounds International. 6: 9-13, 2015.

3. Sunniva Zaratkiewicz, JoAnne D Whitney, Jeanne R Lowe, et al: Development and Implementation of a hospital–acquired pressure ulcer incidence tracking system and algorithm. J Healthc Qual. 32: 44-51, 2010.

4. Joyce Pittman, Terrie Beeson, Jessica Kitterman, et al: Medical device-related hospital-acquired pressure ulcers. Development of an evidence-based position statement. J Wound Ostomy Continence Nurs. 42: 151-154, 2015.

5. Lei Huang, Kevin Y Woo, Li-Bao Liu, et al: Dressings for preventing pressure ulcers. A meta-analysis. Adv Skin Wound Care. 28: 267-273, 2015.

6. Joyce Black, Paulo Alves, Christopher Tod Brindle, et al: Use of wound dressings to enhance prevention of pressure ulcers caused by medical devices. Int Wound J. 12: 322-327, 2015.

7. 野村好美，村上正洋，若城由美子，他：医療機器による褥瘡の現状と医療機器の分類による対策指標．褥瘡会誌 14：553-557, 2012.

第Ⅱ部 医療関連機器別 予防・管理

第Ⅱ部

第1章 静脈血栓塞栓症予防用弾性ストッキング、および間欠的空気圧迫装置

1．機器の用途

1）静脈血栓塞栓症予防用弾性ストッキング（elastic stocking：ES）

　下肢の静脈血、リンパ液のうっ滞を軽減または予防する等、静脈還流の促進を目的に使用される。弾性ストッキングは特殊な編み方で編まれ、末梢から中枢に向かい漸減的に圧迫を加える機能を有する。

　弾性ストッキングには、下腿までのハイソックスタイプと大腿までのストッキングタイプがある（図1）。弾性ストッキングの適切なサイズを選択するためには身体計測が必要である。計測部位、サイズの範囲は各メーカーによって異なるためサイズ表をもとに選択する。

2）間欠的空気圧迫装置（intermittent pneumatic compression：IPC）

　下肢の静脈血、リンパ液のうっ滞を軽減または予防する等、静脈またはリンパ還流の促進を目的に使用される。装置は、ポンプ、スリーブ、接続チューブから構成されている。スリーブ内の数個の空気袋に順次空気圧を送り、下肢を部分的に末梢から中枢へ波動的にマッサージする。

　間欠的空気圧迫装置のスリーブには、大腿部用、下腿用、足部用があり、単独または組み合わせて使用する（図2）。ディスポーザブルタイプまたはリユースタイプのスリーブがある。スリーブのサイズを選択するためには身体計測が必要である。計測部位、サイズの範囲は各メーカーによって異なるためサイズ表をもとに選択する。

図1　弾性ストッキング（ES）

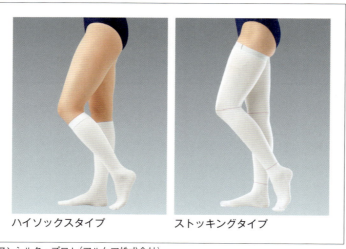

ハイソックスタイプ　　ストッキングタイプ

アンシルク・プロJ（アルケア株式会社）

第1章　静脈血栓塞栓症予防用弾性ストッキング、および間欠的空気圧迫装置

図2　間欠的空気圧迫装置（IPC）

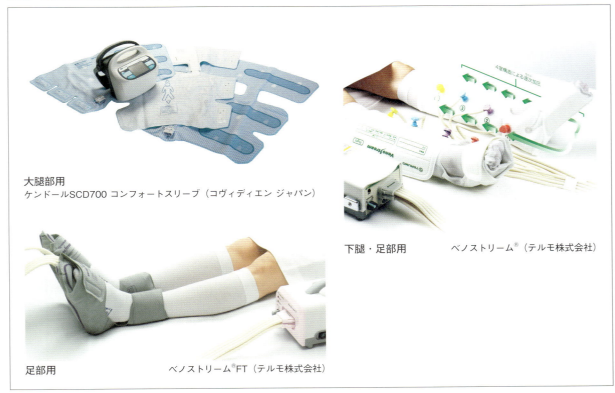

大腿部用
ケンドールSCD700 コンフォートスリーブ（コヴィディエン ジャパン）

下腿・足部用　　ベノストリーム®（テルモ株式会社）

足部用　　ベノストリーム®FT（テルモ株式会社）

2．発生しやすい部位[1, 2]

著者らが弾性ストッキングまたは間欠的空気圧迫装置によって発生したMDRPUを分類し、好発部位と特徴をまとめたものを図3に示した。踵部、踝部に発生した褥瘡は自重による場合もある。

図3　好発部位と特徴

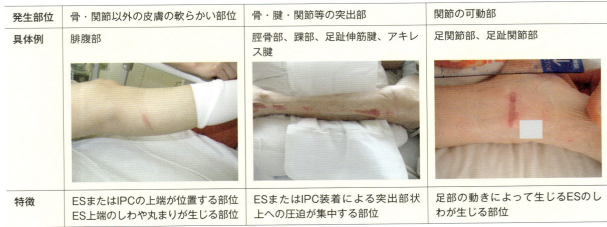

発生部位	骨・関節以外の皮膚の軟らかい部位	骨・腱・関節等の突出部	関節の可動部
具体例	腓腹部	脛骨部、踝部、足趾伸筋腱、アキレス腱	足関節部、足趾関節部
特徴	ESまたはIPCの上端が位置する部位 ES上端のしわや丸まりが生じる部位	ESまたはIPC装着による突出部状上への圧迫が集中する部位	足部の動きによって生じるESのしわが生じる部位

ES：静脈血栓塞栓症予防用弾性ストッキング　IPC：間欠的空気圧迫装置

3. 予防

静脈血栓塞栓症予防用弾性ストッキング（ES）・間欠的空気圧迫装置（IPC）の選択とケア選択のためのフローチャートを図4に示した。詳細については後述する。

図4 静脈血栓塞栓症予防用弾性ストッキング（ES）・間欠的空気圧迫装置（IPC）の選択とケア選択のためのフローチャート

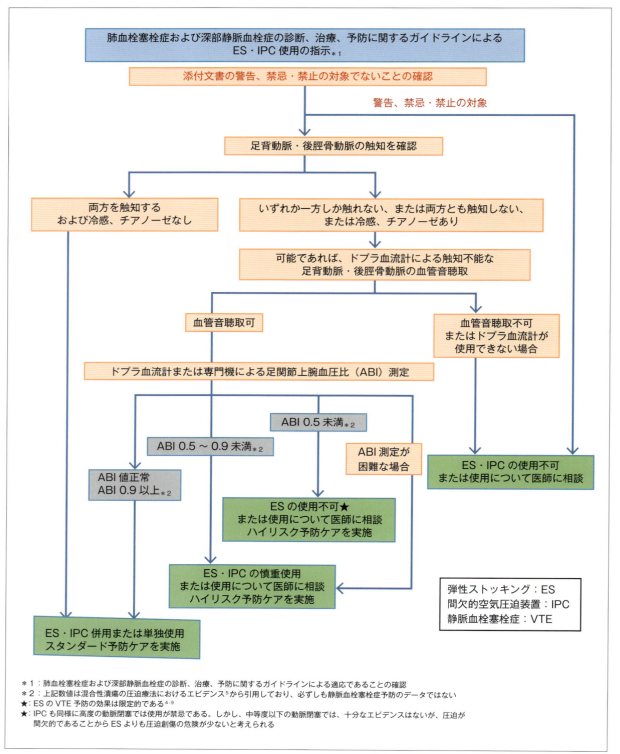

4．リスクアセスメント

各要因のアセスメント項目についてリスクの有無を確認する。一つでも該当するものがあれば予防ケアを立案する。

1）機器要因

要因	アセスメント項目
サイズ・形状の不一致 【弾性ストッキング/間欠的空気圧迫装置】	・添付文書に準拠しない部位での下肢計測 ・添付文書に準拠しないサイズの選択 ・サイズ表に則った選択不可 ・（適正サイズがないことによる）踵部、下腿とストッキングとの位置の不一致
情報提供不足	・該当項目なし

2）個体要因

要因	アセスメント項目 ＊添付文書における警告　　＊＊：添付文書における禁忌
皮膚の菲薄化	・装着部位の炎症＊ ・装着部位の化膿、疼痛を伴う皮膚疾患＊ ・装着部位の創傷＊ ・高齢 ・糖尿病 ・慢性肝疾患 ・長期ステロイド薬使用 ・繊維に対する過敏症＊ ・下肢の皮膚炎 ・下肢の壊疽 ・最近行った皮膚移植
循環不全	・急性期の深部静脈血栓症＊ ・動脈血行障害＊ ・うっ血性心不全＊ ・重度の血行障害＊＊ ・うっ血性心不全＊＊ ・感染性静脈炎＊＊ ・静脈瘤手術（手術直後） ・重度の動脈硬化症 ・その他の虚血性血管疾患 ・深部静脈血栓症の既往
浮腫	・装着部位の浮腫
機器装着部の湿潤	・該当項目なし

機器装着部の軟骨・骨・関節等の突出	・装着部位の極度の変形** ・脛骨突出 ・踵部突出 ・踝部突出 ・足背部の腱やアキレス腱の突出
低栄養	・『褥瘡ガイドブック』の「全身管理　栄養状態のアセスメント」項目に準じる[注1]
感覚・知覚・認知の低下	・糖尿病による下肢知覚障害* ・装着部に神経障害* ・認知機能低下

3）ケア要因

要因	アセスメント項目
外力低減ケア	・弾性ストッキングのしわやよじれの存在 ・定期的な機器脱着に関する計画・実施なし
スキンケア	・定期的な皮膚観察に関する計画・実施なし ・定期的な皮膚の清潔ケアに関する計画・実施なし ・定期的な患者の痛みやしびれの未確認
栄養補給	・栄養補給不足
患者教育	・痛みやしびれを自覚した場合に訴えることに関する説明不足 ・弾性ストッキングの至適な履き方と管理法の指導不足

4）機器＆ケア要因（フィッティング）

要因	事例
フィッティング	・肺血栓塞栓症および深部静脈血栓症の診断、治療、予防に関するガイドライン[3]の確認不足 ・製品添付文書の禁忌・禁止、警告の確認不足 ・選択に必要な下肢計測の未実施または誤り ・不適切な着用方法（引っ張りすぎ、踵部の不一致、モニターホールの誤使用） ・術後や全身状態の変化で、浮腫などのサイズの変化があった場合、再度測定を行うことの未実施

5）機器＆個体要因（中止困難要因）

・特に中止困難となる要因はない。

5．機器選択時のMDRPUの予防法

　　肺血栓塞栓症および深部静脈血栓症の診断、治療、予防に関するガイドライン[3]に準拠することが原則である。

注1：日本褥瘡学会編：褥瘡ガイドブック―第2版. 照林社，東京，2015：133-137. 参照

ガイドライン[3]では、疾患や手術（処置）のリスクに応じた弾性ストッキングまたは間欠的空気圧迫装置の着用が推奨されている。

・最初に、機器選択を行う前に適用についてガイドラインを確認する。
・次に、機器添付文書の禁忌・禁止、警告の対象でないことの確認を行う。
・これらについては、上述のリスクアセスメント項目（個体要因）を参照されたい。

以下、ガイドラインの準拠とMDRPU発生予防の観点から検討した予防ケアについて説明する（図4）。

1）動脈血行障害の有無の確認

静脈血栓塞栓症予防用弾性ストッキング（ES）・間欠的空気圧迫装置（IPC）の静脈血栓塞栓症予防における動脈血行障害および合併症[4-9]に関するエビデンスを表に示す（**表1**）。

・本領域で静脈血栓塞栓症予防用弾性ストッキング（ES）・間欠的空気圧迫装置（IPC）の静脈血栓塞栓症予防における動脈血行障害に関するエビデンスが不十分であること、超音波血流計の使用、足関節上腕血圧比（ankle-brachial pressure index、以下ABI）の測定をすべての対象に施行することが現実的でないことを鑑み、リスクのある場合（**表1**）の使用については主治医とともに検討する[10]。

2）静脈血栓塞栓症予防用弾性ストッキング（ES）・間欠的空気圧迫装置（IPC）の選択とケア選択（図4）

（1）足背動脈・後脛骨動脈の触知を確認する。

この際、動脈血流障害がなくても足部脈拍触知しないことがある、足背動脈は正常人でも触知困難があることを考慮する[11]。

（2）両方触知する、および、足部冷感、チアノーゼがないことを確認する。

（3）（1）（2）をすべて満たす場合は静脈血栓塞栓症予防用弾性ストッキング（ES）・間欠的空気圧迫装置（IPC）の併用または、単独使用可能と判断する。

（4）いずれかの所見に異常があった場合、可能であればドプラ血流計による後脛骨動脈あるいは足背動脈の血管音の聴取を行う。

（5）血管音の聴取が不可、またはドプラ血流計が使用できない場合は、静脈血栓塞栓症予防用弾性ストッキング（ES）・間欠的空気圧迫装置（IPC）の使用を不可とする。または、使用について医師と相談する。

表1 静脈血栓塞栓症予防用弾性ストッキング（ES）および間欠的空気圧迫装置（IPC）の静脈血栓塞栓症予防における動脈血行障害および合併症に関するエビデンス

著者、出典	発表年	内容
平井[4, 5]	2013	足関節血圧65〜80mmHg未満、ABIが0.7あるいは0.6未満では、圧迫療法を行わないほうがよい
Mostiら[6]	2012	動静脈血行障害の混合性潰瘍患者では、ABIが0.5かつ足関節血圧60mmHgを超えた場合は、低伸縮性圧迫包帯で40mmHgまでならば、動脈灌流を阻害しない
杉山ら[7]	2014	ESだけが直接原因とはいえないが、心不全、糖尿病合併症例で最終的に下肢切断に至った患者を報告している
ACCPガイドライン第9版[8]	2012	動脈血行障害患者では、ES、IPC装置ともに末梢動脈疾患では相対的禁忌である
WOCNガイドライン[9]	2014	ABIが0.9以下では、ESの使用、IPC装置の使用、または併用使用か、適応か安全かを専門家へ相談することを推奨する

ABI：足関節上腕血圧比（ankle-brachial pressure index）

（6）血管音が聴取できる場合は、

①ドプラ血流計または専用機によるABI測定を行う。

 a）ABI0.9以上であれば、静脈血栓塞栓症予防用弾性ストッキング（ES）・間欠的空気圧迫装置（IPC）の併用、または単独使用可能とする。スタンダード予防ケアを実施する（**表2**）。

 b）ABIが0.5以上0.9未満の場合、静脈血栓塞栓症予防用弾性ストッキング（ES）・間欠的空気圧迫装置（IPC）を慎重に使用する。または使用について医師に相談する。ハイリスク予防ケアを実施する（表2）。

 c）ABIが0.5未満の場合は、静脈血栓塞栓症予防用弾性ストッキング（ES）の使用を不可とする。または使用について医師と相談する。ハイリスク予防ケアを実施する（表2）。

②ABIの測定が困難な場合

 患者の状態や骨の変形など状況によりABIが測定できない場合は、上記b）に準じる。

＊なお、上記数値は、混合性潰瘍の圧迫療法におけるエビデンス[6]から引用しており、必ずしも静脈

表2 静脈血栓塞栓症予防用弾性ストッキング（ES）・間欠的空気圧迫装置（IPC）による圧迫創傷予防ケア

タイミング	ケア項目	スタンダード予防ケア	ハイリスク予防ケア
機器選択	確認事項	・使用する下肢（両側または片側） ・使用製品のタイプ（ストッキングかハイソックスか） ・使用期間	
	注意事項	・取扱説明書に記載のサイズ表に則った下肢の計測と選択 ・サイズ表で境界にある場合は大きいサイズ（または取扱説明書に則ったサイズ）を選択・左右測定値が異なる場合は、それぞれに適したサイズを選択 ・浮腫の増減で下肢サイズが変化した場合は、再度測定し再選択	
装着時のケア（フィッティング）	外力低減ケア	【ES】 ・しわ、よじれ、くいこみ、重なり、ずれのないよう着用 ・ESの上端を折り返さない、丸まりを直す ・かかと、ポジションマーカーの位置を合わせる ・モニターホールを適切な位置にする ・無理に引っ張り上げない ・フットスリップ、ストッキングドナーを用いる	
		・ポリウレタンフィルム材、ドレッシング材の貼付 ・くいこみ予防のために、上端に筒状包帯の使用 【IPC単独使用の場合】 ・筒状包帯の使用	左記の使用、種類について、医師と検討
装着中のケア	観察事項	皮膚：発赤、水疱、潰瘍、皮疹、色調の変化等 自覚症状：違和感、疼痛、しびれ、かゆみ等 ES・IPC：しわ・よじれ、上端のずり落ち、丸まり、モニターホールからの足のはみ出し、先端のめくれ上がり等	
	観察の頻度	少なくとも2回/日	4～8時間毎/日、または医師と検討
	外力低減ケアの頻度	少なくとも2回/日は、ESの履きなおし、IPCをはずす時間を作る	履きなおし、外す時間は、医師と検討
	スキンケア	・少なくとも1回/日は、清拭または足浴の実施 ・保湿クリームの塗布	
	患者・家族教育	・違和感、疼痛、しびれ、かゆみがあれば訴えるよう説明 ・しわ、よじれ、くいこみ、重なり、ずれが生じた場合は訴えるよう説明	

血栓塞栓症予防のデータではない。

＊静脈血栓塞栓症予防用弾性ストッキング（ES）での静脈血栓塞栓症予防効果は限定的である[4-9]。

＊間欠的空気圧迫装置（IPC）も同様に高度の動脈閉塞で使用が禁忌である。しかし、中等度の動脈閉塞では、十分なエビデンスはないが、圧迫が間欠的であることから、静脈血栓塞栓症予防用弾性ストッキング（ES）よりも圧迫創傷の危険が少ないと考えられる。

　以上のことから他の予防法の使用が検討可能であることを考慮した上で、やむを得ない場合は主治医と相談し緊密な観察の上で静脈血栓塞栓症予防用弾性ストッキング（ES）・間欠的空気圧迫装置（IPC）使用を検討する。

3）サイズ選択

　弾性ストッキングは、Sigel理論[12]に則り、足首に15〜18mmHgの着圧がかかり、それ以降段階的に低くなるように圧迫設計されている。間欠的空気圧迫装置の局所にかかる圧は、多くは40〜60mmHgで[4,5,12]足底型間欠的空気圧迫装置では80〜130mmHgで間欠的に加圧されるように設計されている。これらの圧が適切に下肢に負荷されるためには、適切なサイズを選択することはきわめて重要である。

・取り扱い説明書を読み必要な部位の計測を行い、サイズ表をもとに、適切なサイズの製品を選択する。選択に際する確認事項、注意事項を表2に示した。

・機器の選択においては表2に示すスタンダード予防ケア、ハイリスク予防ケアの内容は同じである。製品により選択する計測部位、サイズが異なるため、必ず添付文書を確認する。

６．機器装着（フィッティング）時のMDRPUの予防法

　選択した弾性ストッキングによって下肢に適切な圧迫が負荷されるためには、正しい位置に装着する技術が重要である。装着においては、スタンダード予防ケア、ハイリスク予防ケアの内容は同じである（表2）。

　弾性ストッキングの装着方法について図5に示す。

・装着時の皮膚への外力を低減させるために手袋をはめて行うとよい。または、フットスリップ（図6）やストッキングドナーを利用する方法もある。

・弾性ストッキングと併用して間欠的空気圧迫装置を使用する場合のスリーブの装着方法を図7に示した。間欠的空気圧迫装置単独の場合は、皮膚保護のため筒状包帯を使用するとよい（図8）。

・ハイリスク予防ケアとして、創傷被覆材による外力低減ケアを考慮する。ずれや摩擦の生じやすい部位に、ポリウレタンフィルム材を貼付する（図9）。ポリウレタンフィルム材は薄いため、弾性ストッキングの着圧には影響を与えないが、一方で、圧迫の軽減にはならないことを周知しておく必要がある。

・くいこみやすい部位や骨突出部位には、筒状包帯、創傷用ドレッシング材など、着圧に影響の少ない厚みのないもので保護する[10]（図10）。ただし予防的に使用する場合の創傷被覆材は保険適用にはならない。

・脆弱な皮膚の患者にポリウレタンフィルム材や創傷用ドレッシング材などを使用する場合には、粘着や剥離の際の皮膚の損傷に注意した選択が必要である。

第Ⅱ部

図5 弾性ストッキング（ES）の装着方法

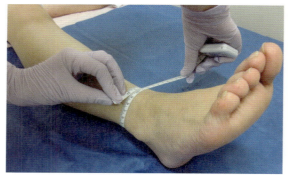

a. サイズ選択に必要な身体計測を実施
（製品に示された部位の測定を行う）

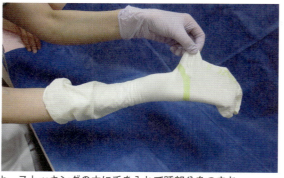

b. ストッキングの中に手を入れて踵部分をつまむ
（製品により手技が異なるため企業に確認する）

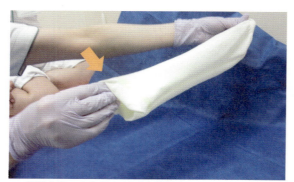

c. 踵部分をつまんだままESを裏返す

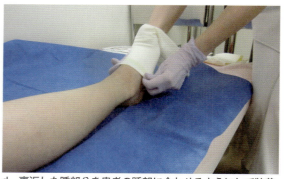

d. 裏返した踵部分を患者の踵部に合わせるようにして装着

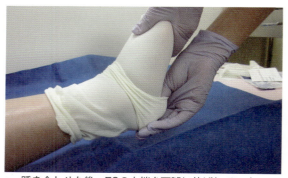

e. 踵を合わせた後、ESの上端を下腿に伸ばしていく

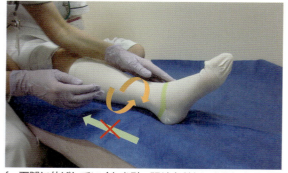

f. 下腿に伸ばしていくとき引っ張りすぎないようにする（緑矢印）。縦方向でなく円を描くように横方向に広げながら装着する（オレンジ矢印）。手袋を使用して行うと伸ばしやすい

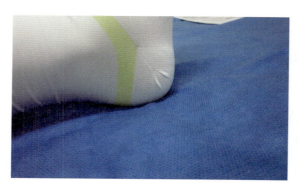

g. 踵部分が合っているか確認する
（黄色のラインはポジションマーカー）

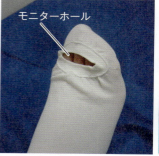 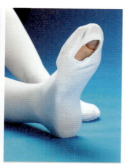

h. モニターホールの位置を合わせる
　左：足背側にモニターホールがあるES
　右：足底側にモニターホールがあるES

図6 フットスリップの使用

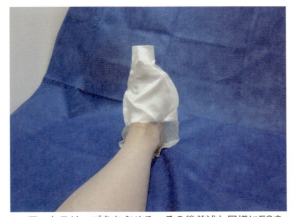
a. フットスリップをかぶせる。その後前述と同様にESを着用する

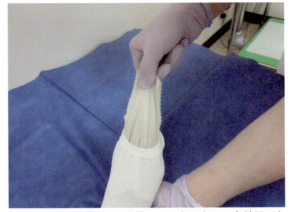
b. ストッキングを履いた後、モニターホールよりフットスリップのみを引き出す。踵部、モニターホールの位置を整える

図7 間欠的空気圧迫装置（IPC）用スリーブの装着法（弾性ストッキング（ES）と併用の場合）

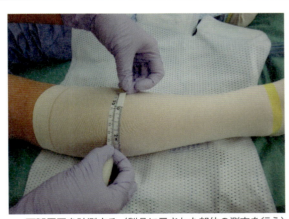
a. 下腿周囲を計測する（製品に示された部位の測定を行う）

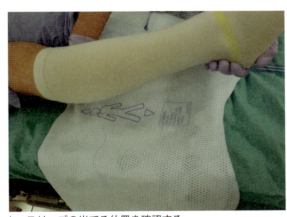
b. スリーブの当てる位置を確認する

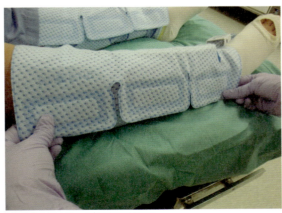
c. ベルクロテープを取り付ける

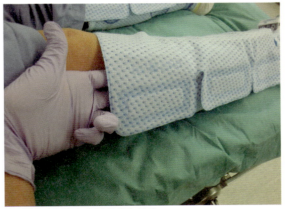
d. 指2本程度の余裕を持たせる

図8 間欠的空気圧迫装置（IPC）用スリーブの装着法（単独使用の場合）

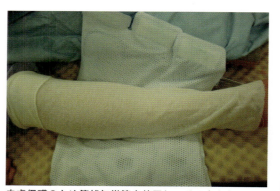

皮膚保護のため筒状包帯等を使用し、その上からスリーブを装着する

図9 ポリウレタンフィルム材の貼付

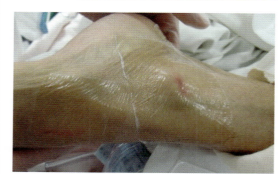

突出や変形があり、弾性ストッキング（ES）や間欠的空気圧迫装置（IPC）によるずれ、摩擦が加わりやすい部位にポリウレタンフィルム材を貼付する

図10 弾性ストッキング（ES）の上端のMDRPU予防法

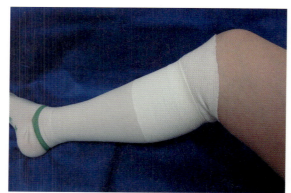

筒状包帯の使用。幅15cmほどの長さの筒状包帯を使用しその上からESを着用する

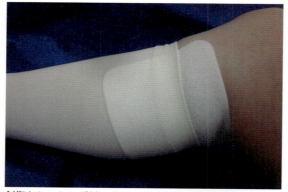

創傷ドレッシング材の使用：膝下周囲、膝下後面に、薄く、柔らかいドレッシング材を貼付し、その上からESを着用する（写真はエスアイエイド®を使用）

7．装着中のケア

1）観察

- MDRPU発生予防のため、スタンダードケアでは少なくとも1日2回は弾性ストッキングを脱がせ、皮膚の観察を行う。
- ハイリスク予防ケアでは4〜8時間ごとに弾性ストッキングを脱がせ皮膚の観察を行う。
- 適宜、モニターホールから皮膚や爪の観察および弾性ストッキング、間欠的空気圧迫装置の装着状況を確認する[13]。

（1）皮膚の観察項目

- 発赤、皮疹、色調変化、水疱、潰瘍などを観察する。繊維に対する過敏症のある患者もいるので、MDRPU以外の病態も念頭におく。
- 皮膚に異常があった場合は、部位、形状、DESIGN-R®を確認する。
- 浮腫が生じ、サイズが変化した場合は、足の周囲径を再度測定し、弾性ストッキングのサイズの変更

第1章 静脈血栓塞栓症予防用弾性ストッキング、および間欠的空気圧迫装置

の必要性についてアセスメントする。

（2）自覚症状
・違和感、疼痛、しびれ、かゆみ等の有無を確認する。
・間欠的空気圧迫装置使用時は、疼痛、しびれがないかを患者に確認する。

（3）装着状況
・弾性ストッキング着用中のチェックポイントを図11に、間欠的空気圧迫装置使用中のスリーブチェックポイントを図12に示した。

図11 弾性ストッキング（ES）着用中のチェックポイント

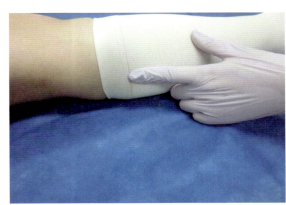

a．上端にしわはないか

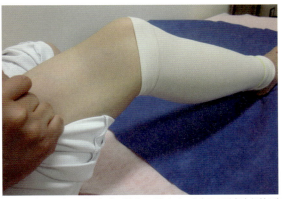

b．ハイソックスタイプの場合、膝上までくるほど引き伸ばしすぎていないか

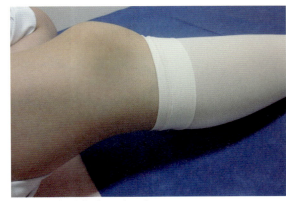

c．上端を折り曲げていないか

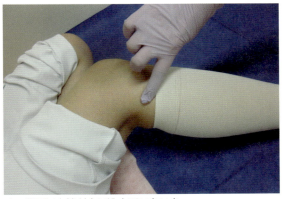

d．膝下に上端が食い込んでいないか

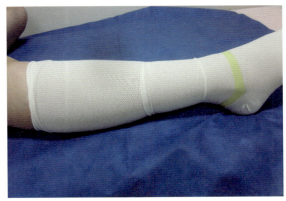

e．しわがよっていないか

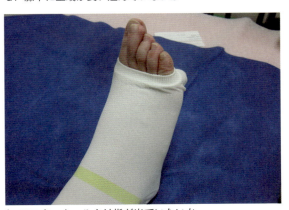

f．モニターホールより指が出ていないか

第Ⅱ部

- 具体的な内容は同じである（表2）。スキンケアは1回／日行い、必要に応じて乾燥が著明な場合は保湿クリームを塗布する（図13）。着用していると、上端や関節部などにしわ、丸まりが生じやすく観察と履きなおしのケアは重要である[14]。

2）外力低減ケア

（1）スタンダード予防ケア
- 1日2回は弾性ストッキングを履きなおす[14]。

（2）ハイリスク予防ケア
- 弾性ストッキングを外す時間は、医師と検討し実施する。間欠的空気圧迫装置を除去すること、除去する時間については、医師と相談の上で実施する。

3）スキンケア

- 1回／日に通常のスキンケアを行う。
- 皮膚の乾燥を防ぐために必要に応じて保湿クリーム、保護軟膏の塗布を行う[13]。ただし、弾性ストッキングの繊維に影響を与えるような塗りすぎに注意する（図13）。

図12　間欠的空気圧迫装置（IPC）使用中のスリーブチェックポイント

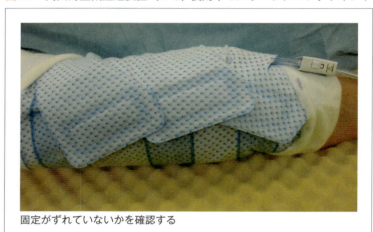

固定がずれていないかを確認する

図13　必要に応じた保湿クリームの塗布

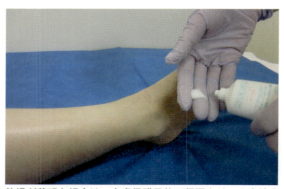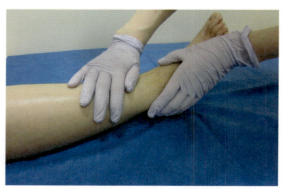

乾燥が著明な場合は、皮膚保護目的で保湿クリームを塗布する。このとき、ESの繊維に影響を与えるような塗りすぎに注意する

8．患者・家族へ指導する内容

・着用対象となった患者本人・家族には、医師の指示の下、事前に着用の必要性およびそのリスクについて説明し、同意を得る。同時に深部静脈血栓症の予防で最も効果的なのは早期離床と積極的な運動であることを説明する。

・意識下で着用する場合は、疼痛・違和感・しびれ・瘙痒感が出現したら、遠慮なく看護師に伝えるように説明する。

・皮膚障害予防のために、しわ・よじれ・くいこみ・重なり・ずれが生じた場合は可能ならば自身で直して看護師にも伝えるように説明する。

・家族に、弾性ストッキングの洗濯を依頼する場合は、ぬるま湯で中性洗剤を使用した手洗い、またはネットに入れて洗濯するよう説明する。

・洗濯後は乾いたタオルで挟み、軽くたたいて水気を切った後、直射日光を避けて陰干しするよう説明する。

・繊維の劣化予防のため、熱湯や塩素系漂白剤、消毒剤、アイロン、乾燥機の使用、ドライクリーニングは避けるよう説明する。

・MDRPUが発生した場合は、皮膚科医、形成外科医等の創傷管理に詳しい専門医、創傷専門の看護師が対応することを説明する。

9．医療安全の観点からの多職種連携

・肺血栓塞栓症および深部静脈血栓症の診断、治療、予防に関するガイドラインまたは院内マニュアルに則って必ず主治医と弾性ストッキング、間欠的空気圧迫装置などの適応を確認する。

・末梢循環不全が疑われるときは、弾性ストッキングや間欠的空気圧迫装置の適応について、循環器内科・心臓血管外科等を専門とする医師へのコンサルテーションを行う。

・MDRPUの発生を認めた場合は、医療安全委員会・褥瘡管理委員会等へ報告するとともに、皮膚科医、形成外科医、創傷専門の看護師等に相談する。

・以上の流れについて、院内または病棟において運用方法が作成されていることが望ましい。

引用文献

1. 野村好美，村上正洋，若城由美子，ほか：医療機器による褥瘡の現状と医療機器の分類による対策指標．褥瘡会誌，14(4)：553-557，2012.

2. 川端明子：静脈血栓塞栓症予防のための間欠的空気圧迫装置使用中に発生した褥瘡の2症例．褥瘡会誌，9(4)：535-539，2007.

3. 日本循環器学会合同研究班編：肺血栓塞栓症および深部静脈血栓症の診断，治療，予防に関するガイドライン (2009年改訂版)，循環器病の診断と治療に関するガイドライン (2008年度合同研究班報告)，http：//www.j-circ.or.jp/guideline/pdf/JCS2009_andoh_h.pdf

4. 平井正文，岩井武尚編：圧迫療法を理解する．弾性ストッキング・コンダクター，42-85，へるす出版，東京，2013.

5. 平井正文：臨床応用編．データとケースレポートから見た圧迫療法の基礎と臨床，45-113，メデイカルトリビューン，東京，2013.

6. Mosti G, Iabichella ML, Partsch H：Compression therapy in mixed ulcers increases venous output and arterialperfusion. J Vasc Surg, 55(1)：122-8, 2012.

7. 杉山 悟，東 信良，孟 真ほか：弾性ストッキングの合併症に関するサーベイ．静脈学，25(4)：403-409，2014.

8. Kearon C, Akl EA, Comerota AJ, et al, American College of Chest Physicians：Antithrombotic therapy for VTE disease：Antithrombotic Therapy and Prevention of Thrombosis, Ninth Edition：American College of Chest Physicians Evidence-Based Clinical Practice Guidelines. Chest, 141 (2 Suppl)：e419S-94S, 2012.

9. Wound,Ostomy and Continence Nurses Society：Ⅷ.Interventions, Guideline for management of wounds in patients with lower-extremity arterial disease. 72-119, 2014.

10. 松本衣代，野口まどか，丸尾 郁，ほか：特集：足の褥瘡を識る　11．DVT予防のための弾性ストッキングによる圧迫創対策．WOC nursing，2(5)：74-79，2014.

11. Brearley S, Shearman CP, Simms MH：Peripheral pulse palpation：an unreliable physical sign. Ann R Coll Surg Engl. 74(3)：169-71. 1992.

12. Sigel B, Edelsten AL, Savitch L, et al：Type of compression for reducing venous stasis. A study of lower extremities during reactive recumbency. Arch Surg 110：171-175, 1975.

13. 前田理香子，野平貴代：弾性ストッキングによる皮膚トラブルに着目して　マニュアルに沿った処置の統一を図る．成田赤十字病院誌，16：61-63，2014.

14. 福森明美，小林 美恵子，山崎ゆかりほか：「弾性ストッキング装着クリニカルパス」の有効性の評価．旭中央病院医報，32：51-53，2010.

非侵襲的陽圧換気療法マスク
(non-invasive positive pressure ventilation：NPPV)

1. 機器の用途

　　人工呼吸器の呼吸回路に接続し、患者の鼻、口をおおい、患者に人工呼吸器からのガスを供給するために使用する。マウスピース型のものを含む。

　　日本で使用されている主な機種を図1に示す。また、NPPVマスク各部位の名称を図2に示す。

図1　わが国で使用されている主な機種（一部）

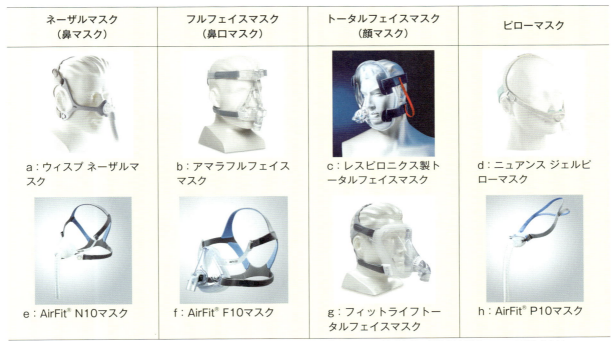

a～d、g：フィリップス・レスピロニクス合同会社、e、f、h：販売業者；帝人ファーマ株式会社、製造販売業者；レスメド株式会社
AirFit®はレスメド リミテッドの登録商標である。

図2　マスク各部位の名称

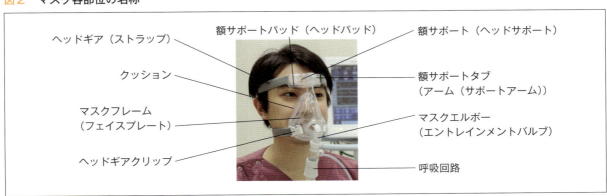

第Ⅱ部

2. 発生しやすい部位（図3）

部位	特徴
前額部	・額サポートパッド（ヘッドパッド）が皮膚に接触する部位 ・ヘッドギア（上部ストラップ）が皮膚に接触する部位
鼻梁（鼻根部）・鼻周囲	・マスク上部のクッションが皮膚に接触する部位 ※前額部や鼻梁・鼻周囲は皮下組織が薄く皮膚直下に骨があるため圧迫による影響を受けやすい[1]
鼻腔周囲	・ピローマスクのクッションの先端部が接触する部位
頬部	・マスクのクッションが接触する部位
下顎部	・同上 ※特に前額部や鼻梁、鼻周囲、頬部、下顎部は、開口動作や表情筋の動きによりたえず皮下軟部組織が動くため摩擦やずれの影響を受けやすい
頸部・前胸部	・トータルフェイスマスクの下部が皮膚に接触する部位
後頸部	・ヘッドギア（下部ストラップ）が皮膚に接触する部位

図3　NPPVマスクとヘッドギア（ストラップ）による圧迫創傷が発生しやすい部位

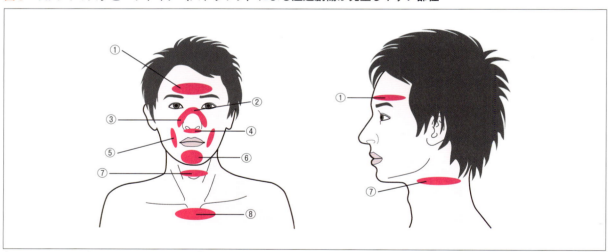

左：NPPVマスク、右：ヘッドギア（ストラップ）
①前額部、②鼻梁（鼻根部）、③鼻周囲、④鼻腔周囲、⑤頬部、⑥下顎部、⑦頸部、⑧前胸部

3. 予防

　　NPPVによるMDRPUの予防・管理フローチャートを図4に示した。詳細については各項を参照されたい。

第2章 非侵襲的陽圧換気療法マスク（non-invasive positive pressure ventilation：NPPV）

図4　NPPVマスクによるMDRPU予防・管理フローチャート

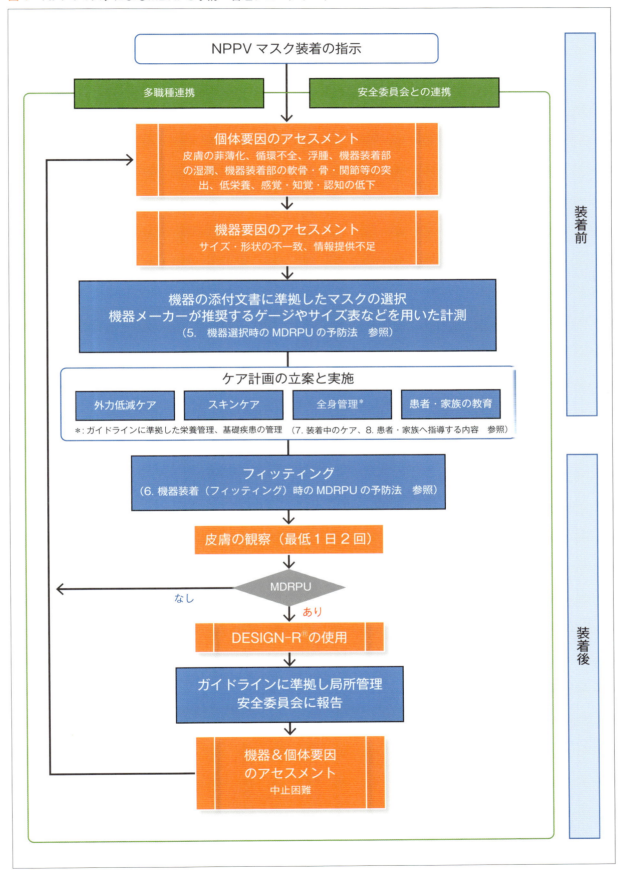

第Ⅱ部

4．リスクアセスメント

　　各要因のアセスメント項目についてリスクの有無を確認する。一つでも該当するものがあれば予防ケアを立案する。

1）機器要因

要因	アセスメント項目
サイズ・形状の不一致	・添付文書に準拠しないサイズ計測 ・添付文書に準拠しないサイズの選択 ・適正サイズの選定が不可能
情報提供不足	・添付文書に、異常症状（皮膚の発赤、刺激、不快感など）出現時の注意事項の不記載

2）個体要因

要因	アセスメント項目
皮膚の菲薄化	・高齢 ・ドライスキン
循環不全	・低酸素血症 ・ショック
浮腫[2]	・装着部位の浮腫
機器装着部の湿潤	・マスクと皮膚の接皮面の皮膚の浸軟 ・マスク内の皮膚の浸軟
機器装着部の軟骨・骨・関節等の突出	・歯牙欠損 ・義歯を外すことによる頬の陥没
低栄養	・『褥瘡ガイドブック』の「全身管理　栄養状態のアセスメント」項目に準じる[注1]
感覚・知覚・認知の低下	・認知症 ・精神疾患 ・譫妄 ・認知機能の低下

3）ケア要因

要因	アセスメント項目
外力低減ケア	・マスクのフィッティング状態（過剰な締め付け） ・ヘッドギア（ストラップ）の締め付け状態（過剰な締め付け） ・機器着脱に関する計画・実施なし
スキンケア	・定期的な皮膚の観察に関する計画・実施なし ・定期的な皮膚の清潔ケアに関する計画・実施なし ・定期的な患者の痛みの未確認

注1：日本褥瘡学会編：褥瘡ガイドブック−第2版．照林社，東京，2015：133-137．参照

栄養補給	・栄養補給不足
患者教育	・痛みや不快感を自覚した際に医療者に伝えることに関する説明不足 ・NPPVマスクの至適な装着方法や管理方法に関する指導不足

4）機器&ケア要因（フィッティング）

要因	アセスメント項目
フィッティング	・マスクの選択に必要なサイズ計測の未実施 ・誤ったサイズの選択 ・誤った装着方法 ・医療者の装着技術の習熟度 ・経鼻胃管（NG〔nasogastric〕チューブ）や成分栄養チューブ（ED〔elemental diet〕チューブ）の留置

5）機器&個体要因（中止困難）

要因	アセスメント項目
中止困難	・NPPV治療が患者に最も適しており他の代替療法がない ・NPPV装着期間の長期化（1日平均使用時間の延長[2]）

5. 機器選択時のMDRPUの予防法

1）マスクの選択（寸法合わせ）

- 機器の添付文書に準拠する。
- サイズの計測は機器メーカーが奨励しているゲージやサイズ表などを用いる[3]（図5）。
- 選択したマスクサイズが適切か否かについて確認する（図5）。

図5　マスクのサイズ選択（鼻口マスクの場合）

1. ゲージやサイズ表を用いて計測し、マスクサイズを選択する

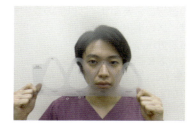
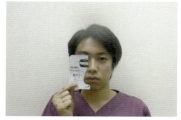

2. 顔の形態と照合する（ゲージやサイズ表がない場合は、2から始める）

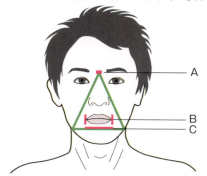

鼻根部、左右口角、下口唇を覆うサイズを選択する（緑色の△）

A：鼻根部
B：口角
C：下口唇

3. 最終確認　顎を上げて天井を見た姿勢で以下の項目をチェックする
   ・マスクが顎の下に落ちない
   ・口を開いても唇がはみ出ない
   ・目に当たらない

6. 機器装着（フィッティング）時のMDRPUの予防法

NPPVマスク装着前、マスク装着、マスク装着後の手順について図6に示す。

7. 装着中のケア

1）観察事項

（1）以下の観察事項について最低でも1日に2回観察する。
- 皮膚の状態：発赤、皮疹、びらん、潰瘍、出血の有無。
- 義歯の有無：入れ歯を外してリーク量が増加する場合は、装着することを考慮する。
- 疼痛：マスク装着部位、ヘッドギアが皮膚に接触する部位。
- マスクの圧迫感：不安感・不快感。

図6　マスク装着の手順

1. マスク装着前
   1）患者の顔面を洗浄/清拭により清潔にする
   2）マスクとヘッドギアのサイズを確認する（図5）
   3）ヘッドギアはヘッドパッド側（上部ストラップ）のみ接続し、ヘッドギアクリップはマスクから外しておく

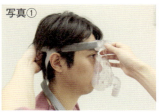
写真①

2. マスク装着
   1）ヘッドギアによるマスクの固定
   ・患者の顔にマスクを軽く当て、ヘッドギアを頭に添ってスライドさせ後頭隆起にヘッドギアの中心がくるようにする（写真①）
   ・ストラップがよじれないようにする
   ・ヘッドギアクリップをマスクに軽く押し付けて仮固定する
   ・額サポートパッドを患者の額に密着させる
   ・ヘッドギア上部のストラップを左右均等に調節する（写真②）※
   ・ヘッドギア下部のストラップを左右均等に調節する（写真③）※
   ※2人で行う場合は声をかけて同時に実施することが望ましい
   　1人で行う場合は、患者の顔の中心から左右均等になるようにストラップを引っ張り調節する

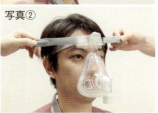
写真②

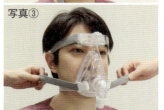
写真③

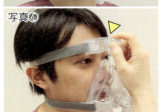
写真④

   2）アームの位置
   ・鼻梁がマスクに圧迫されないように、アーム（△）の位置を調整する（写真④）
   ・マスクを顔に快適にフィットさせる
   ・アームの位置を調整し、ヘッドパッドとマスクのクッション部（患者の顔と接する部位）を結んだ線と、マスクフレーム（フェイスプレート）が平行になるようにする（写真⑤）
   ・鼻根部のクッションにめくれやねじれが生じないようにする

注意
・アームの角度を調整するタイプがある
・アーム位置の調整法は、マスクの種類により異なるので確認する必要がある

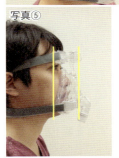
写真⑤

   3）送気
   ・治療装置の呼吸回路（△）とエルボーを接続し、治療装置の送気を開始する（写真⑥）

   4）リークが減少するように再度マスクを調整する
   ・リークの調整は、マスクの位置、アーム、ストラップで行う
   ・送気によりマスク内にガスが入り圧が生じることでマスクフィットに変化が生じる
   ・リークの好発部位は、鼻根部、口唇、頬丘部である。リークがないか手をマスク付近に近づけて確認する（写真⑦）
   ・患者に目を開けるように指示する。目を継続して開けることができない場合は鼻根部付近からリークが多量に生じていることが多いためクッションの再調節が必要になる
   ・リークを減少させるためにストラップを強く締めると、クッションによじれが生じ、局所の圧迫の原因となるため注意する。ストラップの締め付けによる調整ではリークを修正できないことも多い

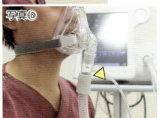
写真⑥

3. マスクの位置確認
   ・口角、鼻根部、下顎の正しい位置にマスクがあることを確認する
   ・顔の中心から左右対称にあることを確認する
   ・鼻梁が圧迫されている場合は、ヘッドパッドを調整する
   ・回路の重みなどで下顎側にずれる場合は、回路保持方法を合せて調節する

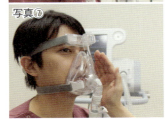
写真⑦

2）外力低減

（1）マスクが皮膚に当たる部位の摩擦・ずれを低減する。

図7に示す各マスクと皮膚の接触部位に以下の被覆材を貼付した上でマスクを装着する（図8）。

- ポリエチレンジェルシート[4,5,6]。
- シリコンジェルシート[7]。
- 板状皮膚保護材[8]。
- ハイドロコロイドドレッシング。
- シリコンゲルドレッシング材。
- ポリウレタンフィルムドレッシング材。

（2）マスクが皮膚に当たる部位の圧迫を低減する。

- 医師の判断の下、NPPVマスクを外して除圧する時間を設ける。
- 医師の判断の下、可能であればNPPVを離脱する時間を設ける[4,6]。
- 数種類のマスクをローテートして用いる（日中は鼻マスク、夜間は顔マスクを用いるなど）[9]。

（3）NGチューブ（経鼻胃管）などが留置されている場合は圧迫低減/リーク低減対策を考慮する。

- チューブと皮膚が接触する部位、チューブとマスクが接触する部位に板状皮膚保護材やハイドロコロ

図7　マスクが皮膚に接触する部位

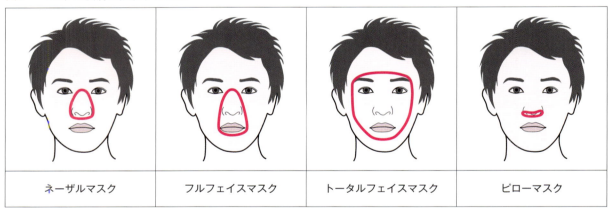

| ネーザルマスク | フルフェイスマスク | トータルフェイスマスク | ピローマスク |

図8　摩擦・ずれを低下するために使用する材料

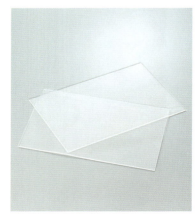
a：ポリエチレンジェルシート

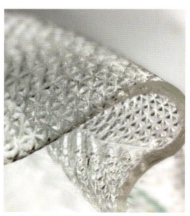
b：シリコンジェルシート

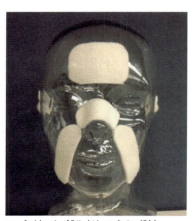
c：シリコンゲルドレッシング材

a～cのいずれかを図2の発生しやすい部位に貼付し、その上からマスクを装着する

イドドレッシングを貼付する（図9）。
- 専用のデバイス（NGチューブシーリングパッド［シリコン製］など、図9）を用いて皮膚への圧迫やリークを防ぐ方法がある。

（4）その他
- 劣化したマスクは破棄する。

（5）ヘッドギアのストラップが皮膚に当たる部位の圧迫・摩擦・ずれを低減する。
- ポリウレタンフィルムドレッシング材、ハイドロコロイドドレッシング、シリコンゲルドレッシング材を貼付する（図10）。
- バンドと皮膚の間にクッションとなる不織布ガーゼなどを挟む（図10）。

3）スキンケア

（1）顔面は皮脂腺が多数存在し、不潔になりやすいため清潔に保つ[10]。
汚染されやすい部位はマスクが皮膚に接触する部位（図8）である。
- NPPVマスクを外す時間が設けられる場合は、洗顔料を用いた洗浄を行う。
- NPPVマスクを外す時間が短時間に限られる場合は、拭き取りタイプの皮膚洗浄剤を用いた清拭を行う。
- 加湿によりマスク内が湿潤し皮膚が浸軟しやすいため、マスクと皮膚が接触する部位や皮膚がマスクで覆われる部位に撥水性クリームを使用して皮膚を保護する。

図9　経鼻胃管挿入とNPPVマスクを併用する患者の外力低減ケア

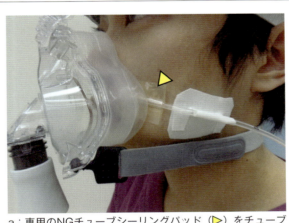
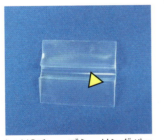
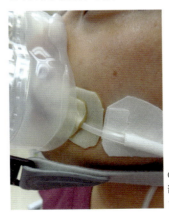

a：専用のNGチューブシーリングパッド（▷）をチューブとマスクが接触する部位に使用

b：NGチューブシーリングパッド（フィリップス・レスピロニクス合同会社　株式会社東機貿）

c：チューブとマスクが接触する部位にハイドロコロイドドレッシング（▷）を使用

第Ⅱ部

図10 ヘッドギアのストラップが皮膚に当たる部位の外力低減法

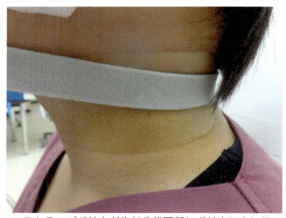
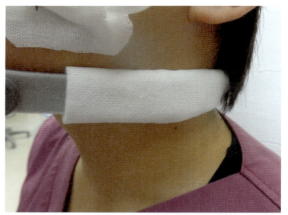

a：ストラップで外力が生じる後頸部にポリウレタンフィルムドレッシング材、ハイドロコロイドドレッシング、シリコンゲルドレッシング材などを貼付する（写真はハイドロコロイドドレッシング）

b：ストラップと皮膚の間にクッションとなる不織布などを挟む

※写真は下部ストラップが皮膚に当たる部位であるが上部ストラップが当たる部位にも適用となる

4）その他

- マスク自体の汚れも顔面の皮膚感染などの原因になるため適宜手入れを行う。
- マスクを複数の患者に使用する場合（院内使用で消毒が必要な場合）は院内の消毒基準に準じる。
- 在宅などで個人使用のマスクに関する洗浄方法については、個々の製品に付属している取扱説明書に準じる。

8. 患者・家族へ指導する内容

- NPPV治療について患者・家族に十分な情報提供を行い、同意を得た上で治療を開始する。
- 疼痛や不快感などの症状についてすぐに知らせてもらえるように説明する。

9. 医療安全の観点からの多職種連携

- 臨床工学技士の協力を得る。
- 医師、看護師、臨床工学技士、理学療法士などからなる医療チーム（呼吸サポートチーム：RST；respiratory support team）が存在する場合は、緊密な連携を図って患者への継続的支援を行う。

引用文献

1. 二宮敬一，吉田祐介，半田俊弘，ほか：NPPV用鼻マスク装着時に作用する応力の計算力学的検討．ライフサポート，21(2)：70-75，2009．
2. 城戸貴志，岩永知秋，高田昇平，ほか：呼吸不全急性期に使用したNPPVのインターフェイスによる鼻根部皮膚損傷の危険因子に関する検討．日本呼吸管理学会誌，14(2)：306-309，2004．
3. 奈良本敬子，山岸由佳，上倉理恵，ほか：非侵襲的陽圧換気におけるマスクシートの導入を試みて　マスクサイズと鼻根部にかかる圧の比較検討．長野県看護研究学会論文集，33：16-18，2013．

4. 野村好美, 村上正洋, 若城由美子：非侵襲的陽圧換気療法（Non-invasive positive pressure ventilation：NIPPV）管理下のマスクで生じる顔面褥瘡に対する当院の試み　ポリエチレンジェルシートの効果について. 褥瘡会誌, 12(1)：59-63, 2010.

5. 竹ケ原愛美, 下山良子, 清川真紀子, ほか：NPPVマスク装着時のズレによる皮膚トラブル予防　ポリエチレンジェルシートを使用しての効果. 十和田市立中央病院研究誌, 24(1)：12-13, 2014.

6. 伊野波伸, 上原梓, 城間智子ほか：非侵襲的陽圧換気法（NPPV）の看護　マスクによる皮膚トラブル予防の取り組み. 沖縄県看護研究学会集録, 28：101-104, 2012.

7. 畠山弥栄子, 多久佐里文子, 秋濱祐子, ほか：非侵襲的陽圧換気のマスク装着に伴う皮膚トラブルに対する皮膚保護剤の効果. 日本看護学会論文集看護総合, 40：147-149, 2010.

8. 田中深雪, 酒井透江：非侵襲的陽圧的換気療法のマスク装着による鼻部・頬部の褥瘡予防に関するケア 板状皮膚保護材の使用による効果. 褥瘡会誌, 10(1)：35-38, 2008.

9. 竹内伸太郎, 石川悠加：終日NPPVにおける鼻周囲の皮膚を保護するインターフェイスの選択. 人工呼吸, 25(2)：240, 2008.

10. 森岡香代子, 豊山梨江, 山本光恵, ほか：非侵襲的陽圧換気（NPPV）療法中のマスク装着部に対する新しい皮膚ケア法の検討. 日本呼吸ケア・リハビリテーション学会誌, 19(1)：77-82, 2009.

第3章 ギプスやシーネ等の固定具

1. 機器の用途

1）ギプス包帯（図1）
骨折、疾患のある関節または疼痛のある捻挫を体外から固定（外固定）するために使用する。固い被覆保護材（ギプス包帯）を構成するプラスチック、ガラス繊維、石膏等がある。

2）副木（副子）
身体の損傷部位を固定するために用いる。パッド入りのもの（図2）や身体に合うようにあらかじめ成形されているもの（図3）がある。

3）装具（コルセット・下肢装具・上肢装具など）（図4）
装具とは、外傷、疾病等による変形や機能障害に対して、変形の予防、矯正、患部の保護、失われた機能の代償や補助等を目的として、四肢・体幹の機能障害を軽減するために使用する。

図1　ギプス包帯

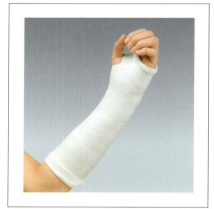

アルケア株式会社

図2　単回使用パッド入り副木

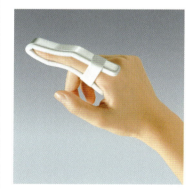

アルケア株式会社

図3　成形副木

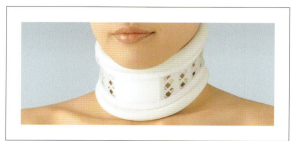

アルケア株式会社

第3章 ギプスやシーネ等の固定具

図4 装具（コルセット・下肢装具・上肢装具）

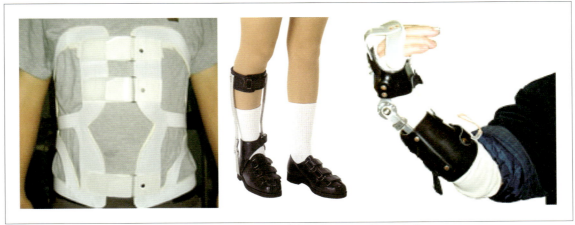

左・右：株式会社冨金原義肢、中央：一般社団法人日本義肢協会編「義肢・装具カタログ」より転載

2．発生しやすい部位（図5、図6、図7）

部位	特徴（各部位共通）
上肢：手背・母指基部・尺骨遠位部・上腕骨顆部・肘部等 下肢：踵骨部・足関節内果および外果・足部外側縁・足背部・脛骨・腓骨骨頭部・アキレス腱部・母趾MP関節・小趾MP関節等 頭頸部 体幹：肋骨部・腸骨部（前・後腸骨棘部、腸骨稜部）・脊椎部・臀部	・皮下組織が薄く、骨や関節が突出しやすい部位 ・固定中に発汗等による皮膚の湿潤がある部位 ・装具端が接触する部位 ・外傷等による急速な患部の腫脹に伴う皮膚の菲薄化が起こる部位 ・長期固定による筋萎縮・関節拘縮による患部の形状変化が起こる部位

図5 シーネ固定による踵部のMDRPU

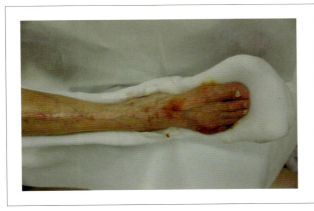
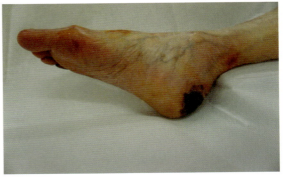

51

図6 硬性コルセットによる肋骨部のMDRPU

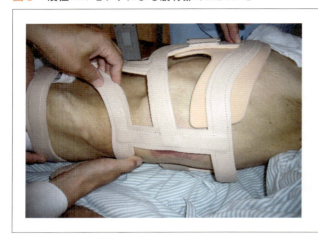
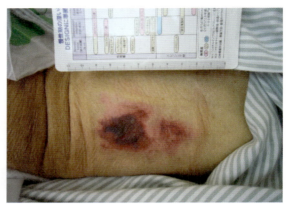

図7 体幹装具による下顎部のMDRPU

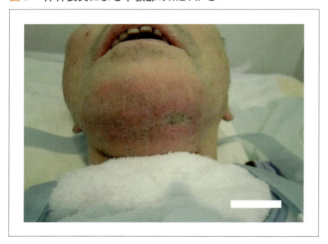

3. 予防

外固定によるMDRPU予防・管理フローチャートを図8に示した。詳細については各項を参照されたい。

4. リスクアセスメント

各要因のアセスメント項目についてリスクの有無を確認する。一つでも該当するものがあれば予防ケアを立案する。

第3章 ギプスやシーネ等の固定具

図8 外固定によるMDRPU予防・管理フローチャート

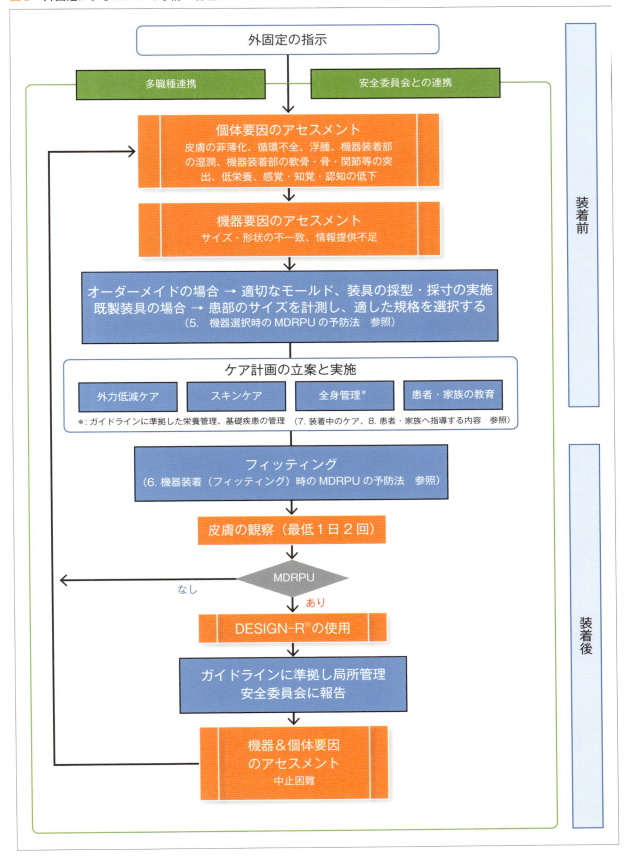

1）機器要因

要因	アセスメント項目
サイズ・形状の不一致	・硬性の素材 ・取り外しができない装具 ・身体の動きに装具が追従しないことによる圧迫や摩擦・ずれ ・身体を動かすことによる摩擦・ずれ ・装着後に身体の形状変化（腫脹や筋萎縮など）があった場合の、装具端の食い込み ・装具と身体との間の隙間
情報提供不足	・添付文書に、硬化時間の目安の不記載（モールドした後、硬化するまでには時間を要するため、その間に形状の変化を起こす恐れがある） ・添付文書に、固定部位、皮膚障害・神経症状の有無について定期的に観察することの不記載

2）個体要因

要因	アセスメント項目
皮膚の菲薄化	・患部の腫脹や創傷 ・ステロイド長期使用 ・ドライスキン ・真菌感染症、接触性皮膚炎等の皮膚疾患 ・外傷や熱傷等による創傷、骨・軟部組織（筋肉・皮下組織・血管・神経）の挫滅
循環不全	・糖尿病性潰瘍やシャルコー関節症の保有 ・PAD（末梢動脈疾患）やアテローム硬化症、バージャー病等の末梢血管障害
浮腫	・装着部位の浮腫
機器装着部の湿潤	・発汗・入浴等による固定具内の皮膚の浸軟
機器装着部の軟骨・骨・関節等の突出	・るい痩や円背による高度な骨突出
低栄養	・『褥瘡ガイドブック』の「全身管理　栄養状態のアセスメント」項目に準じる[注1]
感覚・知覚・認知の低下	・糖尿病や先天性疾患等に由来する末梢神経障害 ・認知機能の低下

3）ケア要因

要因	アセスメント項目
外力低減ケア	・隣接関節の拘縮予防・廃用症候群予防のための理学療法、作業療法 ・外力の低減困難（取り外しができない装具） ・装具と皮膚が密着している（肌着・下巻が使用できない） ・固定部に肌着のボタンや縫い目がある

注1：日本褥瘡学会編：褥瘡ガイドブック第2版. 照林社, 東京, 2015：133-137. 参照

スキンケア	・定期的な皮膚の観察やスキンケアの困難（取り外しができない装具） ・固定前の皮膚の著しい汚れ ・装具が濡れた場合の不適切な管理（濡れたまま放置）
栄養補給	・栄養補給不足
患者教育	・痛みや不快感を自覚した際に医療者に伝えることに関する説明不足

4）機器＆ケア要因（フィッティング）

要因	アセスメント項目
フィッティング	・誤った装着法とその繰り返しによる圧迫・ずれ ・硬化前の体動による不良肢位での固定（ギプス・シーネは完全な形状固定には時間を要するため） ・長期連続使用による装具の破損・変形

5）機器＆個体要因（中止困難）

要因	アセスメント項目
中止困難	・原疾患の著しい増悪が見込まれる状況（偽関節、変形治癒、脊髄（神経）損傷など） ・ギプス・シーネの長期間の使用（患者・家族が保存療法を希望する場合）

5．機器選択時のMDRPUの予防法

1）固定具使用の禁忌事項を確認する

・ギプス包帯（シーネを含む）の材料に対するアレルギーの既往を確認する[1]。

　既往がある患者に使用する際は、材料の変更を考慮する。

・変更が困難な場合は、皮膚に直接に接しない装着法を工夫する。

・血管損傷や既往疾患などで循環障害が危惧される場合にはギプス固定を避け、シーネやギプスシャーレ（ギプスが硬化した後に半切し、下綿やストッキネットでカバーして作製したもの[2]など、他の固定方法を選択する。

・糖尿病性潰瘍やシャルコー関節症の際にTotal Contact Castを装着（足部末端までギプスに覆われる）する際には、固定前に医師が足部、足趾の血流の評価を行う。

2）ギプスやシーネ等の作製時の注意

（1）ギプス

・ストッキネットはできるだけしわやたるみができないように被せる。

・四肢・体幹の生理的弯曲を意識しながらギプス用下巻き包帯とギプスを巻く。骨突出が強い場合には、スポンジフォームパットやシリコンゲルドレッシングなどの緩衝材で保護したり、ギプス用下巻き包帯を厚めに巻いたりする[3]。

- 圧迫の原因となるへこみを作らないようにするため、モールド（患肢の形態に合わせて型をとる）する人や患肢を保持する人は、指先などで局所に力をいれず、手掌全体を使い圧力を加えないようにする。
- 完全に硬化するまで、角ばった枕などに患肢を置かないようにする。
- ギプスの上下端が骨突出部に当たっていないか、皮膚に食い込んでいないかを十分に確認し、当たっていればカットする。

（2）シーネ（ギプスシャーレを含む）
- 弾性包帯で固定するときには、強く巻きすぎないようにする。
- シーネと皮膚との間に異物が巻き込まれていないか確認する。
- アキレス腱部や果部など皮下組織の薄い部位では、材料のしわが圧迫の原因となるため、完全に硬化するまで患肢を動かさず安静に保つ（図9）。
- すでにMDRPUが生じていたり、MDRPUが生じやすいような骨突出部は、シーネが直接当たらないように、シーネの形状を合わせる際に皮膚とシーネの間にわずかな隙間を作る。
- 創傷のある箇所にシーネを用いる際には、ガーゼや創傷被覆材を貼付した後に形状を整える（図10）。
- 硬化した後、局所に圧迫が加わっていないかどうか、シーネを外して皮膚の状態を確認する。

3）適切なサイズの選択
- 固定部位を計測し、メーカーが提供しているサイズ表と照合して固定具を選択する[4]。
- 患肢に必要な長さ・幅を選択し加工する。

図9　シーネ作製時の注意1

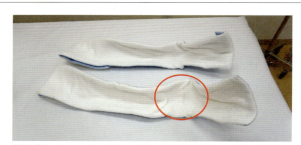

作り直したシーネ（上）、完全に硬化する前に患肢を動かしたことによって生じたシーネのしわ（下・赤円）

図10　シーネ作製時の注意2

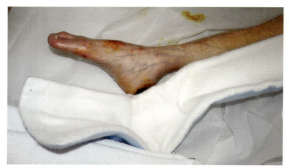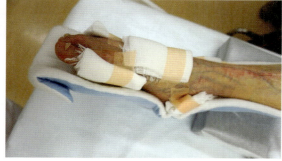

MDRPUがある場合、創部を被覆した後、シーネの形状を整える

6. 機器装着（フィッティング）時のMDRPUの予防法

1）装着前の確認

皮膚の状況や循環・神経症状をよく確認し、画像や記述による記録を残す。

2）オーダーメイド装具のフィッティング

（1）ギプス

・ギプスが硬化した後、ギプス用下巻き包帯・チューブ包帯を折り返してテープで止め、ギプス端が直接擦れないようにする。

・固定期間中、ギプスの上下端が骨突出部に当たっていないか、皮膚に食い込んでいないかを十分に確認し、当たっていればギプスカッターでカットする。

（2）シーネ（ギプスシャーレを含む）

・固定の包帯を巻き替える場合、強く巻きすぎないようにする。

・シーネと皮膚との間に異物が巻き込まれていないか確認する。

・カットまたは加工した場合には、ガラス繊維やポリエステル繊維などの芯材が皮膚に直接当たらないように、シーネ端はギプス用下巻き包帯やチューブ包帯を用いて保護する。

・皮膚の色調の変化がないか、シーネを外して確認し、MDRPUが疑われる場合には対処を要する。

（3）義肢装具士が作成する装具

・体幹用コルセットは、肩関節・股関節の関節運動によって、腋窩や鼠径部の圧迫・ずれが生じていないか、あるいは肋骨部を圧迫していないかを確認する。

・四肢用のブレースでは、装具端が圧迫していないかを確認する。

・破損・変形がないか定期的に確認を行い、違和感や疼痛があれば、その部位をマーキングしておき、義肢装具士に修正を依頼する。

・明らかに装具が合っていない場合には、作り直しすることも考慮し、医師とともに検討する。

3）既製品装具のフィッティング

・スプリント（副子）固定に用いる包帯は、強く巻きすぎないようにする。

・カラーやスプリント、コルセット等では、常に同じ加減で再装着ができるよう固定位置でマーキングを行うとよい。

7. 装着中のケア

1）皮膚およびその他の症状の観察

・装具辺縁の皮膚の発赤・びらん・潰瘍・出血の有無、手指・足趾の循環障害の有無（色調・冷感・脈触知）神経障害（しびれ・知覚鈍麻）、圧迫感や痛み、においを観察する。

・取り外せない装具では、装具辺縁と露出皮膚との境界を観察する。

・取り外せる装具では、最低でも2回/日は固定具を外し、固定部全体を観察する。

・ギプス固定時はMDRPUだけはなく、コンパートメント症候群にも十分に注意し、観察を行う。

　✓　コンパートメント症候群：骨折、筋損傷、血管損傷などにより内出血あるいは浮腫が発生すると、筋区画内の圧力が上昇し循環不全が起こり、組織の阻血が生じ壊死に至る。

2）外力低減ケア

・皮膚と装具との接触を防止する。
　①装具端が皮膚に食い込むときは、カットする。
　②シリコンジェルシートやポリウレタンフォーム、ハイドロコロイドなどの緩衝材を挟んで、装具と皮膚との接触を防止する（図11）。
・ギプス内部に痛みが生じた場合には、すぐに医師に報告し、有窓にしたり、巻き直ししたりする。
・指先や趾先などギプス端から露出していた部分が後退する場合は、ずれが生じている可能性があるため、巻き直しを行い、必要に応じて緩衝材やギプス用下巻き包帯を追加するなどの対応を行う。
・シーネやスプリントによる固定を行う場合、包帯を強く巻きすぎないようにする。
・装具外観を観察し、装具の破損や変形の有無を確認する。

3）スキンケア

（1）ギプス巻き替えのとき、その他の装具を取り外したとき
・皮膚の状態をよく観察する。

図11　体幹装具による下顎部のMDRPU

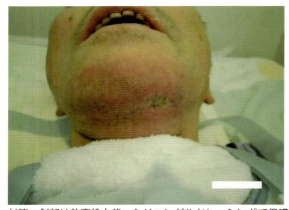
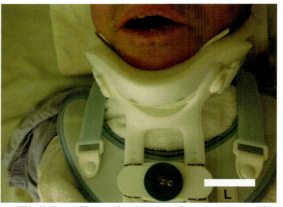

対策：創部は軟膏塗布後、シリコンゲルドレッシングで保護し、下顎と装具との間に、ポリウレタンジェルシート、スポンジフォームを挟み、圧迫とずれを防止する

図12　シャワーカバー

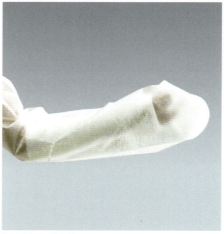

アルケア株式会社

・洗浄・保湿等の予防的スキンケアを行う。

・創傷がある場合は、DESIGN-R®に準じた創部の評価を行い、状況に応じた適切な創傷管理と創傷治癒を促進するための治療的スキンケアを実践する。

（2）専門医の受診

・湿疹・皮膚炎・白癬菌感染などの皮膚疾患が疑われる場合には、専門医を受診することを考慮する。

（3）皮膚の浸軟予防

・ギプスやシーネの場合、入浴時は濡れないようにビニール袋で保護する（**図12**）。

・一度濡れると乾燥に時間がかかり、本人の不快感、皮膚の浸軟、雑菌繁殖の原因にもなるため、可及的速やかに新しい装具に交換する必要がある。

・既製品の場合は、皮膚の浸軟を防止するため濡れた場合には完全に乾かしてから使用する。

8. 患者・家族へ指導する内容

・医師が事前に本人・家族に固定療法の必要性と合併症（皮膚障害・神経障害等）について説明し、同意を得る。

・固定療法は治療の一環であり、固定期間を厳守する。

・固定部とその周辺のモニタリング（圧迫症状、疼痛、違和感、色調不良など）を行うことを本人・家族・介護にかかわっている者に指導する[5]。また、その症状を認めた場合には、入院中ではあれば医療スタッフに速やかに伝え、外来通院中では受診するように伝える。

・MDRPUの進行は治療の難渋につながることを家族に説明しておくことで、異常を自覚・発見したときの受診を妨げないような雰囲気にすることが望ましい。

9. 医療安全の観点からの多職種連携

・固定具を装着したまま日常生活動作・移乗動作・リハビリテーションを行うときには、注意事項について医師に必ず確認をする。

・異常時の早期発見・早期対応を行うため、医療機関への受診の際には、家族・ケアマネジャーの同席が望ましい。

・整形外科医、看護師、義肢装具士、理学療法士、作業療法士、訪問看護師、ケアマネジャー、介護福祉士、ヘルパー、医療ソーシャルワーカーの相互連携が望ましい。

引用文献

1. 松村福広：ギプスの基本操作. 骨折部ギプスマニュアル（日本骨折治療学会教育委員会編集）：10-13, メジカルビュー社, 東京, 2014.

2. 浜西千秋：保存療法. 標準整形外科学（内田淳正 監修 中村利孝, 松野丈夫ら編集）, 162, 医学書院, 東京, 2011.

3. Black J, Alves P, Brindle CT, et al：Use of wound dressings to enhance prevention of pressure ulcers caused by medical devices. Int Wound J, 12(3)：322-7, 2015.

4. Forni C1, Loro L, Tremosini M, et al：Use of polyurethane foam inside plaster casts to prevent the onset of heel sores in the population at risk. A controlled clinical study. J Clin Nurs 20(5-6)：675-80, 2011.

5. Boyd AS, Benjamin HJ, Asplund C.：Principles of casting and splinting. Am Fam Physician, 79(1)：16-22, 2009.

第4章 尿道留置用カテーテル

1. 機器の用途

種々の機能的あるいは器質的な下部尿路通過障害に基づき導尿目的で使用する。また、膿尿および経尿道的手術後の持続的膀胱洗浄および止血目的で使用される。固定用に膨張性バルーンが遠位端に付いている（**図1**）。

尿道粘膜に対する損傷や感染リスクの軽減目的でさまざまな素材が工夫されている（**表1**）。

図1　尿道留置用カテーテル

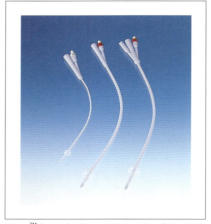

Dover™オールシリコーンフォーリーカテーテル
（日本コヴィディエン株式会社）

表1　尿道留置用カテーテルの材質

材質
天然ラテックスゴム 天然ゴム100%
シリコンコーティング
親水性コーティング
銀コーティング
熱可塑性エストラマー
オールシリコン シリコンゴム100%

2. 発生しやすい部位（図2、図3）

部位	特徴
尿道粘膜皮膚移行部 外陰部	・カテーテルと接触する部位 ・尿道口付近の汚染・浸軟がある部位 ・機器装着部位のスペースが狭い部位
男性の陰茎陰嚢角部	・陰茎の陰嚢側の血流の乏しい部位[1] ・陰茎陰嚢角の尿道の屈曲する部位

図2　尿道粘膜皮膚移行部に発生したMDRPU

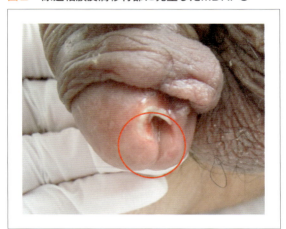

図3　尿道留置カテーテルによるMDRPUの好発部位

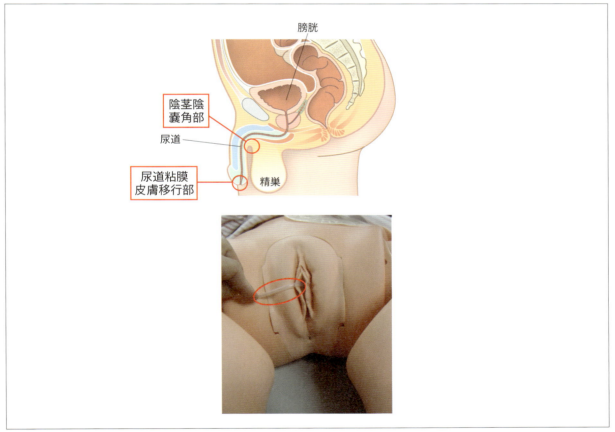

上：男性、下：女性

3．予防

　尿道留置用カテーテルによるMDRPU予防・管理フローチャートを図4に、尿道留置用カテーテル挿入時のフローチャートを図5に示した。詳細については各項を参照されたい。

61

第Ⅱ部

図4 尿道留置用カテーテルによるMDRPU予防・管理フローチャート

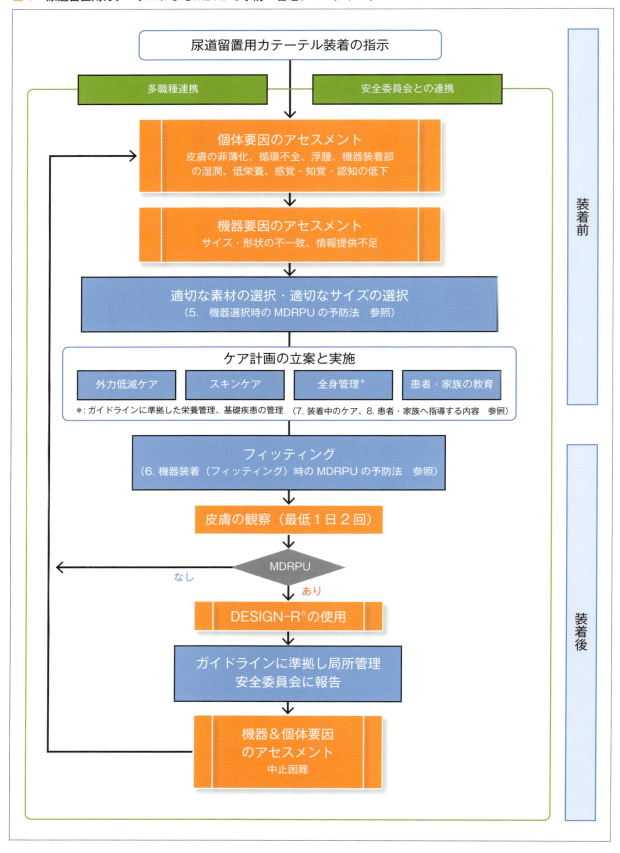

第4章　尿道留置用カテーテル

図5　尿道留置用カテーテル挿入時のフローチャート

```
                        ┌─────────────────────────┐
                        │    使用の説明と同意       │
                        └─────────────────────────┘
                                    │
                        ┌─────────────────────────┐
                        │  カテーテルの種類を選択する  │
                        │    （項目5（p.65）参照）    │
                        └─────────────────────────┘
                                    │
                        ┌─────────────────────────┐
                        │ 解剖学的特徴に基づいてカテーテル固定 │
                        │ を行う（項目6（p.65）参照）  │
                        └─────────────────────────┘
                                    │
                        ┌─────────────────────────┐◄──────────┐
                        │ 毎日陰部洗浄と観察を行い、カテーテル │           │
                        │ 固定部位を変更する（項目7（p.66）参照）│           │
                        └─────────────────────────┘           │
                           │                   │              │
              ┌──────────────────┐   ┌──────────────────┐      │
              │  皮膚・粘膜障害あり  │   │  尿漏れ・便汚染あり  │      │
              └──────────────────┘   └──────────────────┘      │
                           │                   │              │
    ┌────────────────────────────────┐  ┌──────────────────┐  │
    │・カテーテルの外径を小さくする      │  │ 撥水クリームを塗布する │  │
    │・摩擦係数の少ない素材に変更する     │  └──────────────────┘  │
    │・外力低減ケアを行う（項目7（p.66）参照）│           │           │
    └────────────────────────────────┘           │           │
                           │                   │              │
                        ┌─────────────────────────┐───────────┘
                        │          評価            │
                        └─────────────────────────┘
```

4．リスクアセスメント

　各要因のアセスメント項目についてリスクの有無を確認する。一つでも該当するものがあれば予防ケアを立案する。

1）機器要因

要因	アセスメント項目
サイズ・形状の不一致	・カテーテルの大きすぎる外径 ・カテーテルの硬さ
情報提供不足	・添付文書に、カテーテルの固定方法や挿入後の皮膚や粘膜の観察についての不記載

63

2）個体要因

要因	アセスメント項目
皮膚の菲薄化	・ステロイド長期使用 ・GVHD（graft-versus-host disease） ・高齢
循環不全	・敗血症、熱傷、ショック、糖尿病など
浮腫	・亀頭や陰茎、会陰部の浮腫
機器装着部の湿潤	・尿道口周囲の皮膚汚染、皮膚浸軟 ・尿道口からの尿漏れ ・便失禁による汚染 ・オムツ装着
機器装着部の軟骨・骨・関節等の突出	・該当項目なし
低栄養	・『褥瘡ガイドブック』の「全身管理　栄養状態のアセスメント」項目に準じる[注1]
感覚・知覚・認知の低下	・二分脊椎症や脊髄損傷などの脊髄神経障害に伴う陰茎の知覚障害や、認知症などでのコミュニケーション障害による発見の遅延[2] ・認知症や不穏、意識障害等によるカテーテルの自己抜去や、激しい体動によりカテーテルに加わる緊張

3）ケア要因

要因	アセスメント項目
外力低減ケア	・長期留置 ・前立腺切除術後の牽引固定 ・男性における、大腿部へのカテーテル固定による陰茎陰嚢角部の圧迫[1] ・陰茎のねじれたままの方向でのカテーテル固定による陰茎の圧迫[2] ・カテーテルの張力による、尿道粘膜および粘膜皮膚移行部の圧迫と摩擦
スキンケア	・毎日の陰部洗浄不足 ・皮膚の浸軟予防ケアの不足
栄養補給	・栄養補給不足
患者教育	・痛みや不快感を自覚した際に医療者に伝えることに関する説明不足 ・鎮静中や認知症などによる患者教育の実施困難

注1：日本褥瘡学会編：褥瘡ガイドブック第2版. 照林社，東京，2015：133-137. 参照

4）機器＆ケア要因（フィッティング）

要因	アセスメント項目
フィッティング	・尿道のサイズ測定困難による、個別性に応じたカテーテルサイズ選択の困難 ・血尿などによるカテーテル閉塞予防を目的とした、20Fr以上のカテーテル選択

5）機器＆個体要因（中止困難）

要因	アセスメント項目
中止困難	・前立腺切除術後、圧迫止血目的での留置など、治療上の必要性

5．機器選択時のMDRPUの予防法

1）適切なサイズの選択
・小児は6〜10Fr、成人は12Fr以上（通常14〜18Fr）を選択する[3]。
・血尿などによりカテーテル閉鎖が認められる場合のみ20Fr以上のものを選択する[3]。
・カテーテルの外径が太くなるほど尿道粘膜が損傷される危険性が高くなるため、カテーテル周囲からの尿漏れに対してカテーテルのサイズを太くしないようにする。
・カテーテルの留置期間を最小限にする。
・カテーテル周囲から尿漏れがある場合は、カテーテル留置による尿路感染（複雑性膀胱炎）や膀胱排尿筋の不随意収縮などが原因であることが多いため、泌尿器科的アプローチが必要である。

2）素材の選択
・カテーテルの特徴を把握し、対象に適したものを使用する。
・天然ゴムにアレルギーがある、または既往がある場合には、天然ゴムのカテーテルは使用しない。
・オールシリコン製のカテーテルで尿道粘膜への刺激が強い場合には、天然ゴムに親水性素材をコーティングしたものに変更する。

6．機器装着（フィッティング）時のMDRPUの予防法 （図5）

・解剖学的特徴に基づいて、男性は腹部に、女性は大腿内側にカテーテルを固定する（図6）。
・陰茎がねじれたままの方向でカテーテルを固定しない。
・男性で、検査や手術創などで腹部に貼れない場合には大腿部にカテーテルを固定する。
・大腿部に固定する場合は、股関節の屈曲伸展で引っ張られないようにする。ただし、大腿部への長期の固定は、陰茎陰嚢角部の尿道部位に瘻孔形成をする危険性があるため、左右の大腿で毎日固定を変える。または、腹部固定が可能になればすみやかに腹部固定とする。
・尿道カテーテル専用の固定用具（図7）、またはカテーテル固定専用のテープを使用する。
・カテーテルと皮膚の間に1〜2指入る程度のゆとりをもたせて固定する（図8）。

図6 尿道留置用カテーテルの固定法

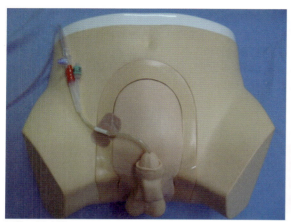
男性の固定法
導尿・浣腸シミュレータ（株式会社京都科学）使用

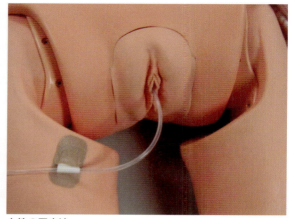
女性の固定法
万能型成人実習モデル「さくらⅡ」（株式会社京都科学）使用

図7 ロック式固定具による固定法

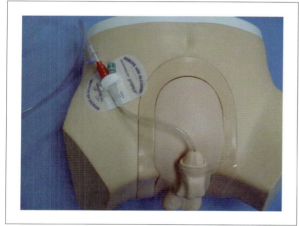
導尿・浣腸シミュレータ（株式会社京都科学）使用

図8 尿道留置用カテーテルの固定法

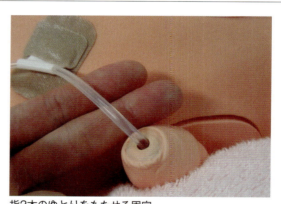
指2本のゆとりをもたせる固定
万能型成人実習モデル「さくらⅡ」（株式会社京都科学）使用

7．装着中のケア

1）皮膚およびその他の症状の観察

毎日の陰部洗浄時、およびオムツ交換時に下記の観察を行う。
・尿道口の発赤、腫脹の有無、皮膚・粘膜障害の有無。
・陰茎や亀頭部の浮腫の有無。
・カテーテルによる会陰部の圧痕の有無。
・疼痛や違和感の有無。

2）外力低減ケア

・カテーテル固定のテープは毎日貼り変え、同じ部位が圧迫されないように固定位置を変更する。ただし、尿道留置用カテーテル専用の固定用具を使用している場合には、1週間に1回の貼り変えでよい。
・亀頭部に皮膚・粘膜障害を認める場合、綿状創傷被覆・保護材を亀頭部の先端より長めにカットし、

亀頭部の先端より長めに患部を保護しながら貼付する[2]（図9）。
- 意識障害のある患者には十分注意して尿道留置用カテーテルを使用し、自己抜去予防に努める。
- カテーテルの表面をアルコールで拭かない（表面のコーティングがはがれて皮膚との摩擦係数が高くなる）。

3）スキンケア
- 毎日陰部洗浄を行う。
- 洗浄時には弱酸性の洗浄剤または陰部洗浄用の洗浄剤を用いてよく泡を立てて洗浄し、微温湯または生理食塩水でよく洗い流す。ガーゼで抑え拭きをする。
- 皮膚の浸軟を予防するため、撥水クリームを塗布する[2]。
- カテーテル周囲からの尿漏れや、オムツ装着による皮膚の浸軟を予防するため、撥水クリームを塗布する[2]。

8. 患者・家族へ指導する内容
- 患者が意識がある場合には、疼痛や違和感が出現したら報告するよう指導する。
- 在宅で使用する場合には、正しいケア方法と皮膚および粘膜移行部の観察のポイントを指導する。毎日、皮膚および粘膜移行部の観察を行い、異常が出現したら医療スタッフに相談するよう指導する。

9. 医療安全の観点からの多職種連携
- 尿道留置用カテーテル挿入困難の場合には、無理に挿入せず泌尿器科医に相談する。
- 長期留置になる場合や、皮膚・粘膜障害発生のリスクが高い場合には、主治医および泌尿器科医と相談し、膀胱瘻の造設や間欠的導尿法やコンドーム型収尿器の利用などの代替え法を検討する。

図9　亀頭部の保護法（皮膚・粘膜障害がある場合）

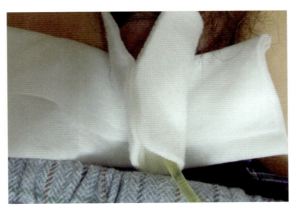
綿状創傷被覆・保護材を用いた保護の実際①

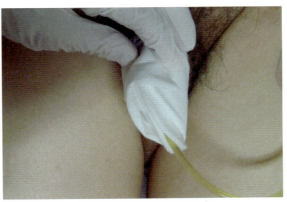
線状創傷被覆・保護材を用いた保護の実際②

綿状創傷被覆・保護材のみでは外れやすいため、上からガーゼを巻いてテープ固定を行う

第Ⅱ部

引用文献

1. 高崎良子：ケースで学ぶ皮膚＆排泄ケア　カテーテル留置中の尿道口の潰瘍　外因と内因の両面からアセスメントする．泌尿器ケア，14(6)：593-597，2009.

2. 船木智子：カラーでよくわかる泌尿器科のスキンケア　スキントラブルを予防する！カテーテル挿入患者さんのスキンケア．泌尿器ケア，19(3)：232-237，2014.

3. 田中純子：よくわかる排泄障害に強くなる！　排尿のコンチネンスケア　尿道カテーテル管理の指導．月刊ナーシング，26(10)：86-91，2006.

第5章 便失禁管理システム

便失禁管理システム

1. 機器の用途

　直腸に留置し、水様または水様に近い泥状便における便失禁管理のために使用される。
　柔軟性のあるチューブであり、固定のために先端にバルーンがある（図1、図2、図3）。各製品ともサイズは一つしかない。

図1　フレキシ シール®SIGNAL
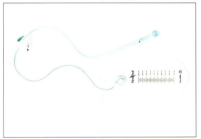
コンバテックジャパン株式会社

図2　バード® ディグニシールド®
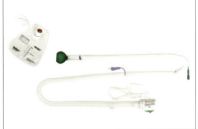
株式会社メディコン

図3　MMI® スマートフロー
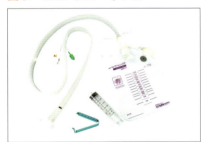
村中医療機器株式会社

2. 発生しやすい部位

部位	特徴
直腸粘膜皮膚移行部（図4）	・シリコンカテーテル接触部位 ・便漏れによる汚染部位、浸軟がある部位

図4　肛門周囲に発生したMDRPU
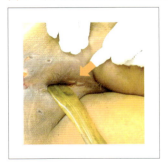

3. 予防

　便失禁管理システムによるMDRPU予防・管理フローチャートを図5に示した。詳細については各項を参照されたい。

69

第Ⅱ部

図5 便失禁管理システムによるMDRPU予防・管理フローチャート

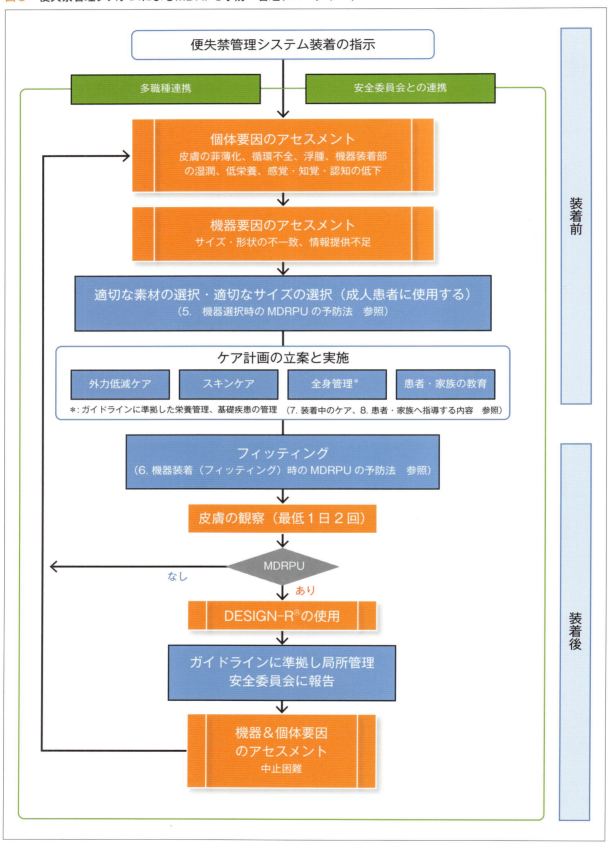

4. リスクアセスメント

各要因のアセスメント項目についてリスクの有無を確認する。一つでも該当するものがあれば予防ケアを立案する。

1) 機器要因

要因	アセスメント項目
サイズ・形状の不一致	・外国製品であり、ワンサイズしかないことによる不一致 ・シリコンカテーテルの形状が円形でないことによる肛門粘膜移行部への刺激
情報提供不足	・添付文書に、シリコンカテーテルと皮膚との接触防止策、カテーテルの固定方法の不記載

2) 個体要因

要因	アセスメント項目
皮膚の菲薄化	・ステロイド長期使用 ・膠原病 ・GVHD ・浮腫 ・ドライスキン ・高齢
循環不全	・敗血症、熱傷などのショック状態
機器装着部の湿潤	・肛門周囲の皮膚汚染、皮膚浸軟 ・感染性（*Clostridium difficile*、MRSA腸炎など）の下痢 ・カテーテル周囲からの便漏れ（図6）
機器装着部の軟骨・骨・関節等の突出	・該当項目なし
低栄養	・『褥瘡ガイドブック』の「全身管理　栄養状態のアセスメント」項目に準じる[注1]
感覚・知覚・認知の低下	・鎮静状態で使用する場合、疼痛の訴えができないことによる創傷の発見の遅れ

図6　カテーテルの屈曲による便漏れ

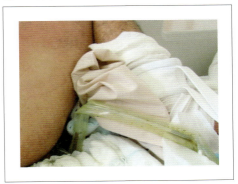

注1：日本褥瘡学会編：褥瘡ガイドブック─第2版. 照林社, 東京, 2015：133-137. 参照

3）ケア要因

要因	アセスメント項目
外力低減ケア	・長期使用の場合は同部位に持続的な刺激
スキンケア	・毎日の肛門周囲洗浄の不足 ・皮膚浸軟を予防するケアの不足
栄養補給	・下痢のため腸管使用の制限
患者教育	・鎮静中の場合患者教育の不足 ・鎮静中による患者教育の実施困難

4）機器&ケア要因（フィッティング）

要因	アセスメント項目
フィッティング	・サイズ選択の不可 ・シリコンカテーテルが引っ張られることによる直腸粘膜皮膚移行部への圧迫と摩擦（図4） ・長期使用の場合は同部位に持続的な刺激

5）機器&個体要因（中止困難）

要因	アセスメント項目
中止困難	・治療上、このシステムによる排便誘導方法の回避困難（具体例：外傷、仙骨部褥瘡の術後など便汚染防止に使用）

5．機器選択時のMDRPUの予防法[1-3]

1）警告の対象に使用する場合は、医師の指示を確認する。

　腸に炎症がある患者に使用する場合は、使用を検討する前に大腸／直腸にある炎症の程度と箇所を確認しておくこと。

2）直腸内にカテーテルを挿入するため、禁忌事項を確認する。

〈禁忌事項：添付文書より抜粋〉

・1年以内に下部大腸または直腸の手術を受けている。

・直腸または肛門に外傷がある。

・直腸または肛門に重度の狭窄がある。

・直腸または肛門に腫瘍、重度の痔核、もしくは宿便がある。

・直腸粘膜機能障害（重度の直腸炎、虚血性直腸炎、粘膜潰瘍）がある。

3）適切なサイズの選択

・各社ワンサイズしかない。

・成人患者に使用する。

6．機器装着（フィッティング）時のMDRPUの予防法[1-3]

・医師および医師の指示を受けた専門の医療従事者のみが実施する。
・挿入前に直腸指診を行い、宿便の有無、狭窄や肛門括約筋の緊張度の確認を行い便失禁管理システムの保持が十分可能か判断する。
・直腸粘膜皮膚移行部に潰瘍など皮膚障害がすでにあるときは、医師に報告し実施の確認を行う。
・挿入時に患者の肛門に対してインジケーターライン[13]（ポジションライン[2]）がどの位置にあるのか確認を行う。

7．装着中のケア

1）皮膚およびその他の症状の観察
・毎勤務帯に皮膚の評価を行う[2]。
・便漏れ、肛門部のびらん、潰瘍の有無、出血の有無などの観察を行う。
・挿入部の疼痛、違和感の有無を確認し、症状があるときはカテーテルの脱出等がないか観察を行う。

2）外力低減ケア
（1）直腸粘膜皮膚移行部の出血・潰瘍予防方法
・カテーテルを引っ張りすぎない（インジケーターラインやポジションライン位置の確認）。
・カテーテルの屈曲やねじれによる閉塞がないように患者の足に沿って伸ばす（**図7**、**図8**）。
・カテーテルを肛門周囲や大腿などに固定する記載はない[1-3]。患者の体動により肛門部位に摩擦や圧迫が加わるときは、大腿に固定するなど検討を行う。
（2）皮膚と機器との接触防止
・ポリエステル繊維綿（**図9**）やガーゼをカテーテルに巻きつけるようにして肛門周囲に密着させ、皮膚とカテーテルとの接触を防止する[4]。
・装着する場合は、同時に他の器具（体温計、坐剤など）を挿入しない（直腸出血、直腸肛門粘膜の圧迫壊死を起こすおそれがあるため）[1-3]。

3）スキンケア
・勤務帯ごとに皮膚の評価を行い、便漏れがある場合はスキンケアを行う[2]。
・シリコンチューブのカフが直腸底部に密着しない場合や、カテーテル内に便の停滞が起こった場合のカテーテル周囲から便漏れが起こる。
・便失禁は排泄物の酵素・細菌等が皮膚のバリア機能を低下させる。便漏れによる汚染があるときは微温湯で流す。
・汚染が強い場合は皮膚の清浄化を図るため陰部洗浄を行う。
・洗浄時は弱酸性の洗浄剤を泡立てて愛護的に洗浄を行う。
・排泄物の付着を予防するため、肛門周囲だけでなく殿部全体に撥水性のクリーム等を使用する。

第Ⅱ部

図7　カテーテルのねじれがないか確認
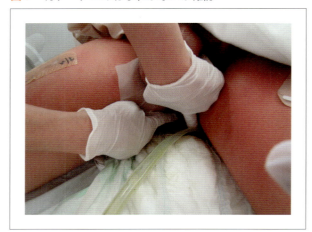

図8　カテーテルの屈曲がないか確認
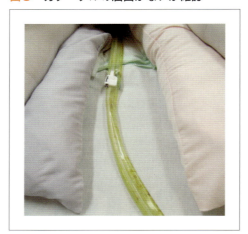

図9　ポリエステル繊維綿使用例
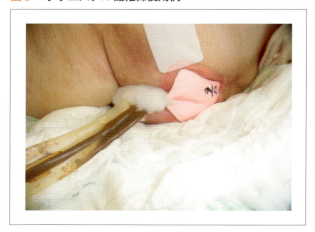

8. 患者・家族へ指導する内容

- 医師の指示の下、事前に本人・家族に説明を行い同意を得る。
- 意識下で挿入する場合は疼痛、違和感が出現したら看護師に伝えるよう説明する。
- 便の停滞を防ぐためカテーテルのねじれやコレクションパウチの位置が殿部より高くならないように説明する。

9. 医療安全の観点からの多職種連携

- カテーテル挿入に関しては、必ず医師と適応を確認する。
- 患者の協力が得られず、誤抜去等の危険があるときは医師と治療方針を相談する。
- カテーテル抜去し排便管理を行う場合は、単品系ストーマ装具を用いて肛門パウチを行う方法や、オムツ管理方法など代替え法を検討する。

引用文献

1. コンバテックジャパン：フレキシシール®SIGNAL，患者選定のアルゴリズムと使用方法，〔http：//www.convatec.co.jp/media/11005032/000007FMSAlgorithm.pdf〕，2015/04/01.
2. メディコン：バード®ディグニケア®便失禁ケアシステムユーザーガイド〔http：//med.medicon.co.jp/view/?dir=2&kbn=pdf&id=563〕，2015/04/01.
3. 村中医療器株式会社：MMI便失禁管理システム添付文書〔http：//www.muranaka.co.jp/upload/pdf/50200314_Z04_tenpu.pdf〕，2015/12/27.
4. 南條裕子：ナースが知りたい！　便失禁（下痢）のトータルマネジメント　便失禁のアセスメント．Expert Nurse，29(12)：83-90，2013.

第Ⅱ部

血管留置カテーテル
（動脈ライン・末梢静脈ライン）

1．機器の用途

　補液や循環動態のモニタリングの際に使用する。プラスチック製のカニューレと金属製の針とを組み合わせた動静脈用留置針と、これに接続されたチューブをいう。代表的な機器の各部の名称（図1、2）を示す。

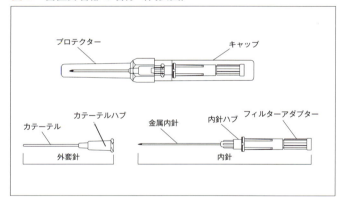

図1　留置針各部の名称（代表図）

スーパーキャス添付文書より（メディキット株式会社）

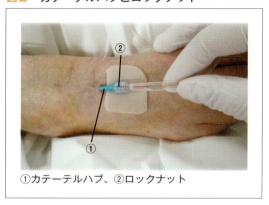

図2　カテーテルハブとロックナット

①カテーテルハブ、②ロックナット

2．発生しやすい部位

部位	特徴（各部位共通）
手首 足背	・関節の動きによって摩擦・ずれが生じる部位（図3） ・皮下組織が特に少ない部位（図4）

図3　カテーテルハブとロックナットの接続部の圧迫によるMDRPU

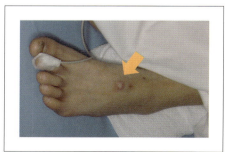

図4　動脈ライン固定部に生じたMDRPU

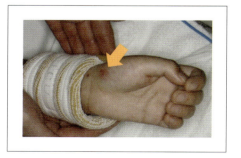

第6章 血管留置カテーテル（動脈ライン・末梢静脈ライン）

3. 予防

血管留置カテーテルによるMDRPU予防・管理フローチャートを図5に、血管留置カテーテル挿入と管理のケアフローチャートを図6に示した。詳細については各項を参照されたい。

図5　血管留置カテーテルによるMDRPU予防・管理フローチャート

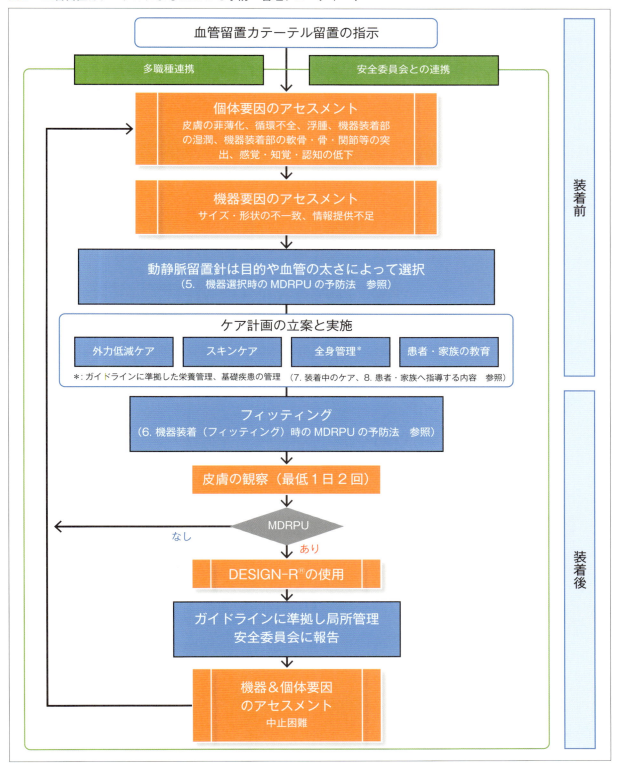

第Ⅱ部

図6 血管留置カテーテル挿入と管理のケアフローチャート

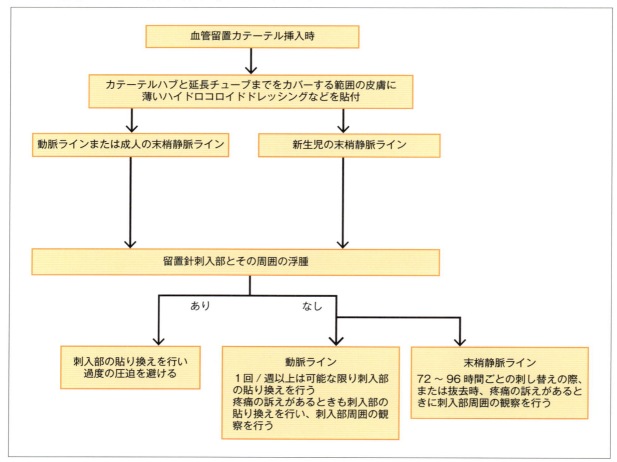

4．リスクアセスメント

　　各要因のアセスメント項目についてリスクの有無を確認する。一つでも該当するものがあれば予防ケアを立案する。

1）機器要因

要因	アセスメント項目
サイズ・形状の不一致	・硬い材質（カテーテルハブ、ロックナットなど） ・挿入後の除去不可な状況 ・皮膚を観察するための機器の持ち上げや移動困難 ・固定のため医療用粘着テープ（以下、テープ）の使用 ・確実な固定のための圧迫の必要性
情報提供不足	・添付文書に、圧迫予防に関する情報の不記載

2）個体要因

要因	アセスメント項目
皮膚の菲薄化	・ステロイド長期使用 ・GVHD ・膠原病 ・高齢 ・低出生体重児
循環不全	・糖尿病、血圧低下、循環動態が不安定など
浮腫	・留置部位の浮腫
機器装着部の湿潤	・テープ固定部の発汗などによる浸軟
機器装着部の軟骨・骨・関節部等の突出	・手背や足背などにおける皮下組織が少ない
低栄養	・『褥瘡ガイドブック』の「全身管理　栄養状態のアセスメント項目」に準じる[注1]
感覚・知覚・認知の低下	・認知機能の低下 ・乳幼児・小児 ・鎮静、麻薬・鎮痛薬の使用

3）ケア要因

要因	アセスメント項目
外力低減ケア	・留置後の局所の除圧困難
スキンケア	・留置中の局所のスキンケア実施困難
栄養補給	・栄養補給不足
患者教育	・痛みや不快感を自覚した際、医療者に伝えることに関する説明不足 ・乳幼児や鎮静中などによる患者教育の実施困難

4）機器＆ケア要因（フィッティング）

要因	アセスメント項目
フィッティング	・留置する部位選択を血管の走行により決定することによる固定部位の制限 ・カテーテルハブとロックナットの接続部に接する皮膚への圧迫と体動による摩擦 ・特に動脈ラインは長期にわたる固定による持続的な圧迫

5）機器＆個体要因（中止困難）

要因	アセスメント項目
中止困難	・治療や全身状態維持のための血管留置カテーテルの穿刺部位の変更不可

注1：日本褥瘡学会編：褥瘡ガイドブック第2版. 照林社, 東京, 2015：133-137. 参照

第Ⅱ部

5. 機器選択時のMDRPUの予防法

動静脈留置針は目的や血管の太さによって選択されるため、機器の選択肢がない。

6. 装着（フィッティング）時のMDRPUの予防法

- テープ固定時は、カテーテルハブとロックナットの接続部を皮膚に押し付けないよう注意し、テープで接続部の周りを包むように貼付する。
- カテーテルハブとロックナットの接続部の圧迫が皮膚に直接加わらないよう、小さく切ったガーゼや薄いハイドロコロイドドレッシングなどを接続部の下に挟む[1]（図2）。
- 延長チューブ接続部の圧迫が皮膚に直接加わることを回避するために、クッション材付きカテーテル固定用ポリウレタンフィルムを使用する（図7）。
- ロックナットが動くことによるずれを予防するため、カテーテルハブとロックナットの接続部直上と刺入部の2か所以上をテープなどで動かないように固定する（図8）。
- 動脈・静脈留置針用の被覆材のなかにはスリットが入ったものがあり、スリット部を交差させて貼付することで皮膚を保護しながら固定することも可能である[2]（図9）。

図7 クッション材付きカテーテル固定用ポリウレタンフィルム

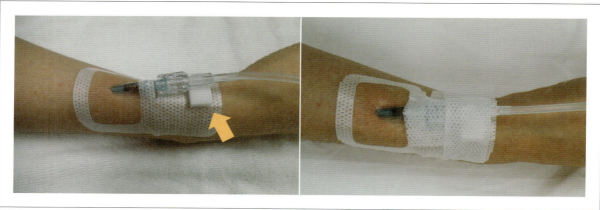

［優肌］パーミエイド®ピロー（日東メディカル株式会社）

図8 カテーテルハブとロックナットの接続部の直上と刺入部の2か所を固定

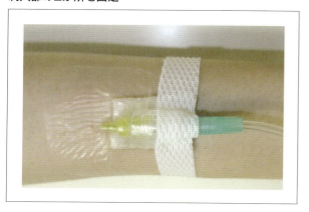

図9 動脈・静脈留置針用の被覆材のスリット部を交差させて貼付

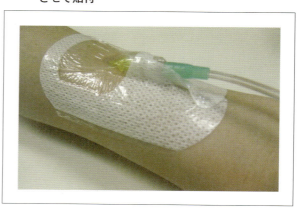

第6章　血管留置カテーテル（動脈ライン・末梢静脈ライン）

7．装着中のケア

1）皮膚およびその他の症状の観察

・カテーテルハブとロックナットの接続部が直接皮膚に当たっていないか、テープ貼付部に皮膚障害が生じていないか毎日観察する。

・痛みの訴えがないかを確認する。

2）外力低減ケア

・ライン固定時よりも浮腫が増強した場合は、可能であれば刺入部の再固定も行い、過度な圧迫が生じていないかを確認する。

・同一部の圧迫回避目的のため定期的にテープ貼付位置をずらし、接続部にMDRPUが生じていないかを観察する。

3）スキンケア

・多量の洗浄水での洗浄が困難であるため、洗い流しが不要で保湿効果がある洗浄剤を用いる。

・テープやドレッシング材を剥がす際は、皮膚用粘着剥離剤を使用し愛護的に剥がす。

8．患者・家族へ指導する内容

・固定部のかゆみやテープの剥がれ、汚染などがあれば、医療スタッフに伝えるよう説明する。

・固定部に疼痛が出現した場合は、医療スタッフに遠慮なく伝えるよう説明する。

・MDRPU予防や早期治癒のためには、医療者のみならず本人、家族が協同して取り組む。そのため、異常時は医療スタッフに報告してもらうよう日頃から伝えておく。

9．医療安全の観点からの多職種連携

・動脈ラインの確保は手術室で麻酔科医や医師が行うことが多いため、手術室の看護師らと協同してMDRPU予防に取り組む。

・刺入部の浮腫や疼痛出現時は固定テープの貼り換えを行い、刺入部周囲皮膚の観察を行う必要がある。その際、事故抜去予防策として、末梢静脈ラインの貼り換えは看護師2人で行い、動脈ラインは医師とともに行う。

引用文献

1. 茂木栄子，此川衣子，木村敏江：末梢穿刺中心静脈カテーテル（PICC）固定法の検討．Neonatal Care，22(3)：297-302，2009．

2. 木下幸子：医療関連機器圧迫創傷の予防とケア（Part.2）機器別予防策と実際のケア　ドレーン・チューブ類．看護技術，60(4)：327-330，2014．

第Ⅱ部

経鼻胃チューブ

1. 機器の用途

経鼻的に食道または胃内に挿入し、胃液採取、薬液注入、洗浄用、診断用等に短期的に使用する。代表的な機器の写真を図1に示す。チューブの硬さがハードからソフトの範囲で2〜3種類ある。

図1　経鼻胃チューブ（セイラム サンプ™チューブ）

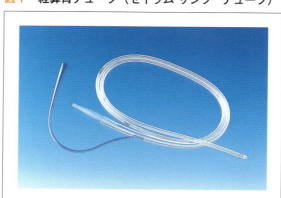

日本コヴィディエン株式会社

2. 発生しやすい部位

部位	特徴（各部位共通）
鼻孔部周囲 鼻翼部 鼻粘膜 鼻粘膜移行部	・チューブを固定する面積が狭い部位 ・鼻汁、呼吸に伴い皮膚が湿潤する部位 ・頸や表情筋の動きによりチューブが動き、緊張がかかる部位

※顔に傷が残ると整容面に問題がある

3. 予防

経鼻胃チューブによるMDRPUの予防・管理フローチャートを図2に、経鼻胃チューブの選択と固定のケアフローチャートを図3に示した。詳細については各項を参照されたい。

第7章 経鼻胃チューブ

図2 経鼻胃チューブによるMDRPU予防・管理フローチャート

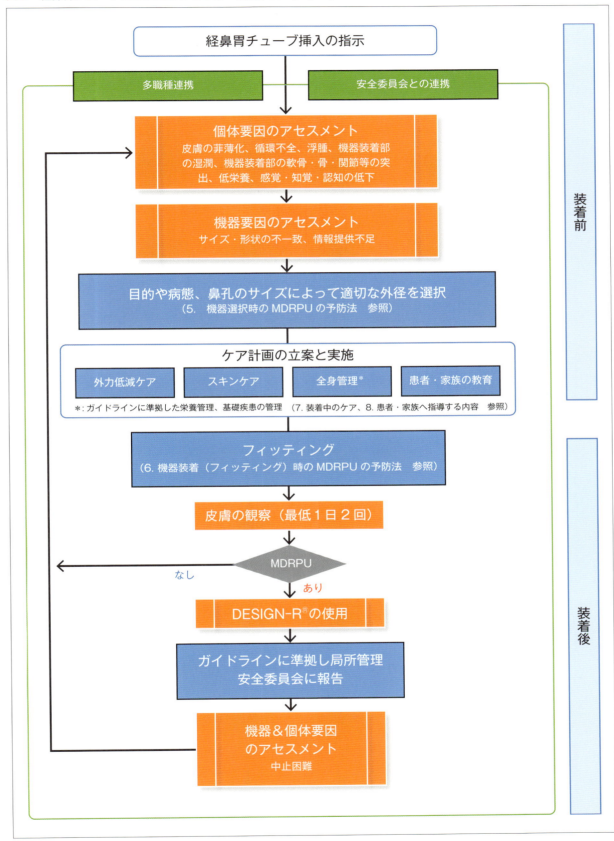

図3 経鼻胃チューブの選択と固定のケアフローチャート

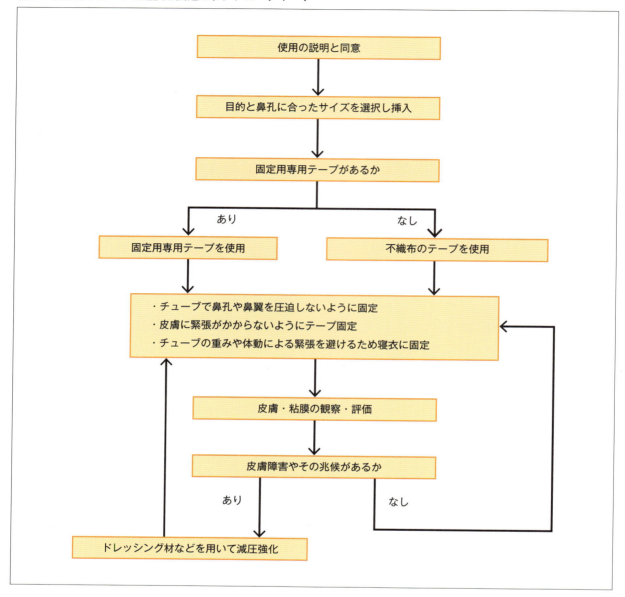

4. リスクアセスメント

　各要因のアセスメント項目についてリスクの有無を確認する。一つでも該当するものがあれば予防ケアを立案する。

1) 機器要因

要因	アセスメント項目
サイズ・形状の不一致	・硬い素材 ・鼻孔に対して大きすぎる外径
情報提供不足	・添付文書に、サイズの目安や固定方法の不記載

2）個体要因

要因	アセスメント項目
皮膚の菲薄化	・ステロイド長期使用 ・GVHD ・膠原病 ・高齢
循環不全	・心疾患やショック ・敗血症 ・糖尿病
浮腫	・装着部位の浮腫
機器装着部の湿潤	・鼻汁や汗 ・皮脂が多い ・酸素マスク等の使用による呼気や加湿
機器装着部の軟骨・骨・関節部等の突出	・鼻中隔、軟骨等の硬さや形状の個人差
低栄養	・『褥瘡ガイドブック』の「全身管理　栄養状態のアセスメント」項目に準じる[注1]
感覚・知覚・認知の低下	・高齢者 ・乳幼児・小児 ・鎮静状態、麻薬・鎮痛薬の使用

3）ケア要因

要因	アセスメント項目
外力低減ケア	・長期留置 ・固定テープの長すぎる交換間隔 ・チューブが接触する部位への除圧のためのドレッシング材などの未使用 ・緊張が強い鼻部のテープ固定 ・鼻部と頬部の固定の間のゆとりのなさ
スキンケア	・固定テープの下のスキンケア不足 ・鼻汁などの除去不足
栄養補給	・経口摂取の禁止 ・栄養補給不足
患者教育	・痛みや不快感を自覚した際に医療者に伝えることに関する説明不足 ・乳幼児や鎮静中などによる患者教育の実施困難

注1：日本褥瘡学会編：褥瘡ガイドブック第2版. 照林社, 東京, 2015：133-137. 参照

4）機器＆ケア要因（フィッティング）

要因	アセスメント項目
フィッティング	・鼻孔や鼻腔の大きさは測定できないため個別性に応じたサイズ選択の不可 ・固定時のチューブの鼻翼や鼻柱への強い接触 ・チューブの重み、引っ張られるなどの緊張 ・目的に応じた外径の太いチューブを挿入する必要性（洗浄など）

5）機器＆固体要因（中止困難）

要因	アセスメント項目
中止困難	・治療の必要性（イレウスなどの減圧） ・栄養投与のルートとしての使用

5．機器選択時のMDRPUの予防法

・適切なサイズを選択する。成人では通常12Fr〜18Frを使用するが[1]、目的や患者の年齢や病態、鼻孔のサイズによって適切な外径（鼻孔より小さいもの）を選択する。

6．機器装着（フィッティング）時のMDRPUの予防法

・鼻部と頬部の2箇所で固定する（図4）。
・可能な限り口周囲の可動域を避けて頬骨に貼付する（図5）。
・鼻部と頬部の皮膚に緊張がかからないように、テープは引っ張らないようにして貼付する。鼻部と頬部の間にゆとりをもたせて固定する（図6）。
・鼻部での固定はチューブが鼻翼や鼻柱を圧迫しないように固定する。
・挿入されている鼻孔と同側の頬部に固定する。
・頬部での固定はチューブが皮膚に接触しないように、テープでチューブを包み込むようにして固定する[2]（図7）。
・テープの種類：固定用専用テープを用いると、形状がプレカットで伸縮性に優れているため固定部の皮膚に外力がかかりにくい。透明の固定用専用テープは観察も容易である（図8）。
・固定用専用テープがない場合は、伸縮性・通気性・透湿性のあるアクリル系粘着剤の不織布のテープをカットして使用してもよい。チューブを巻くようにテープを貼付し切れ込みを入れることでチューブが動いてもテープが剥がれにくくなる[3]（図9）。
・チューブに重みや緊張がかかる場合は安全ピンやクリップで寝衣に固定してもよい（図10）。
にくくなる。

7．装着中のケア

1）皮膚およびその他の症状観察

・1日1回、鼻翼や鼻柱などのチューブ接触部位の皮膚の発赤、びらん、潰瘍の有無、疼痛の有無を確

第7章　経鼻胃チューブ

図4　固定用専用テープで鼻部と頬部を固定する（頬部は図7の方法で固定する）

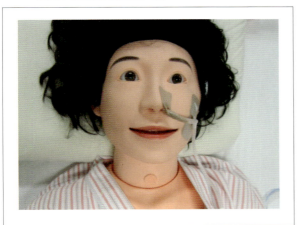

万能型成人実習モデル"さくらⅡ"（株式会社京都科学）使用

図5　頬部の固定位置

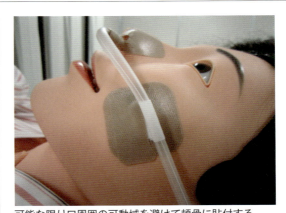

可能な限り口周囲の可動域を避けて頬骨に貼付する

図6　チューブが引っ張られないように鼻部と頬部の間にゆとりをもたせる

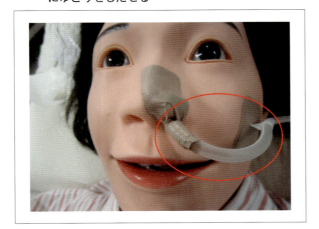

図7　チューブが皮膚に接触しない固定の方法

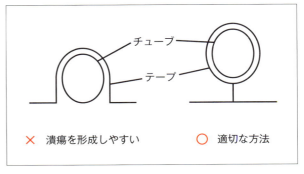

× 潰瘍を形成しやすい　　○ 適切な方法

図8　固定用専用テープを使用したチューブの固定

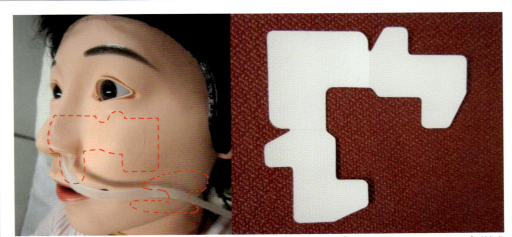

透明の固定用専用テープで鼻と頬にチューブを固定　　使用前のスキニックス®クリアホールドはなテープ（株式会社共和）

87

図9 固定用専用テープがない場合のカットの工夫

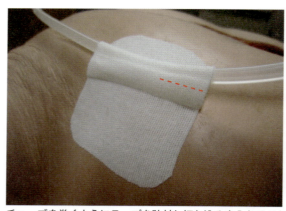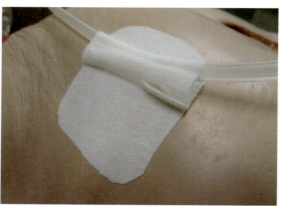

チューブを巻くようにテープを貼付し切れ込みを入れることでチューブが動いてもテープが剥がれにくくなる

図10 安全ピンやクリップで寝衣に固定する方法

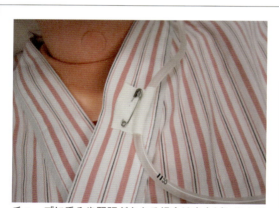

チューブに重みや緊張がかかる場合は安全ピンやクリップで寝衣に固定してもよい

認する。しかしクリティカルな状態では少なくとも4時間ごとに観察する[3]。

2）外力低減ケア

- テープ交換の際には固定位置や方向などを変更して、同じ部位が圧迫されないようにする。
- 発赤がある場合、チューブが接触する部分にシリコンジェルシート（図11）を貼付した上で通常の鼻部と頬部の固定を行う。また、発赤・びらんがある場合はハイドロコロイド（図12）などのドレッシング材を貼付した上で通常の鼻部と頬部の固定を行う。

3）スキンケア

- 鼻は皮脂の分泌が盛んであるため、テープ交換時には可能であれば洗浄剤を用いて洗顔を行う。
- 洗顔が困難であれば、洗い流し不要な洗浄剤を用いて清拭を行う。
- 髭が生えている場合は剃毛を行う。

図11 シリコンジェルシートの貼付方法

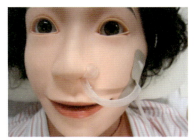 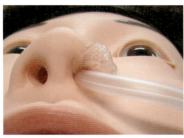 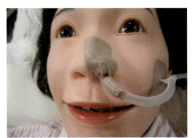

| 発赤がある場合、チューブが接触する部分にシリコンジェルシートを貼付する | ハイドロジェルシートを鼻腔内に少し入れ込むようにする | 鼻部と頬部にチューブを固定する |

図12 ハイドロコロイドの貼付方法

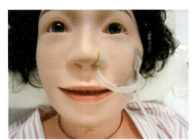 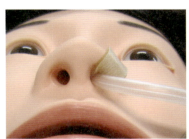 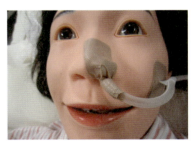

| 発示・びらんがある場合、チューブが接触する部分にハイドロコロイドを貼付する | ハイドロコロイドを鼻腔内に少し入れ込むようにする | 鼻部と頬部にチューブを固定する |

8. 患者・家族へ指導する内容

- 疼痛、発赤がある場合にはすぐに医療スタッフに伝えるよう説明する。
- 移動や体交時にチューブが過度に引っ張られないように注意する。
- 在宅で使用する場合には、固定方法と観察のポイントを指導する。

9. 医療安全の観点からの多職種連携

- 必要性をアセスメントし、不要な経鼻胃チューブは主治医と相談し早期に抜去する。
- 経腸栄養の消化吸収が安定すれば、主治医と相談し早期により細い経腸栄養チューブに変更する。
- 長期留置になる場合には、主治医と相談し胃ろうなどの代替法を検討する。

引用文献

1. 西田直子：経鼻胃チューブによる栄養摂取の援助，新体系看護学全書基礎看護学③基礎看護技術Ⅱ（深井喜代子編集）42，メヂカルフレンド社，東京，2014．
2. 紺家千津子：目的別瘻孔のケア 消化管ドレーン．創傷ケア基準シリーズ②瘻孔・ドレーンのケアガイダンス，（日本看護協会 認定看護師制度委員会 創傷ケア基準検討会編著）325，日本看護協会出版会，東京，2002．
3. 木下幸子：【医療関連機器圧迫創傷の予防とケア】（Part.2）機器別予防策と実際のケア ドレーン・チューブ類．看護技術，60(4)：327-330，2014．

第Ⅱ部

第8章 小児：経鼻挿管チューブ

1. 機器の用途

　口腔または鼻腔から気管内に挿入し、気道の確保、吸入麻酔薬・医用ガスの投与、換気などのために使用する。呼吸回路や手動式人工蘇生器に接続するコネクタとともに包装されているものもある。チューブの内径・外径、長さの違い、カフの有無など多様な種類がある（図1）。

図1　経鼻挿管チューブ（PORTEX®カフなし気管内チューブ）

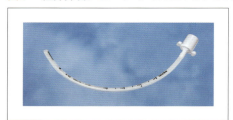

スミスメディカル・ジャパン株式会社

2. 発生しやすい部位（図2、3）

部位	特徴
鼻孔部周囲	・チューブを固定する領域が狭い部位 ・成人と比べて鼻孔が狭い部位

図2　鼻腔縁（好発部位は頭側）

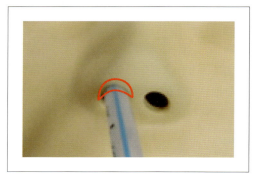

図3　鼻翼の潰瘍

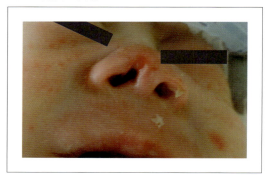

3. 予防

　経鼻挿管チューブによるMDRPU予防・管理フローチャートを図4に示した。詳細については各項を参照されたい。

第8章 小児：経鼻挿管チューブ

図4 経鼻挿管チューブによるMDRPU予防・管理フローチャート

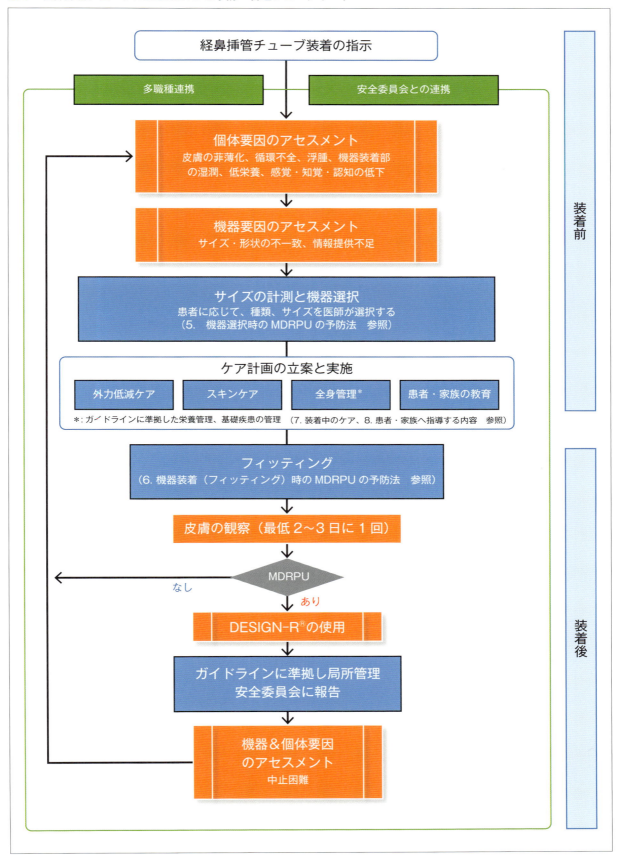

4．リスクアセスメント

各要因のアセスメント項目についてリスクの有無を確認する。一つでも該当するものがあれば予防ケアを立案する。

1）機器要因

要因	アセスメント項目
サイズ・形状の不一致	・柔軟性に乏しいチューブの素材 ・鼻翼や鼻柱にかかるチューブの重さ
情報提供不足	・添付文書に、チューブの固定方法や挿入後の皮膚や粘膜の観察についての不記載

2）個体要因

要因	アセスメント項目
皮膚の菲薄化	・鼻腔内の皮膚粘膜移行部の脆弱性 ・ドライスキン ・ステロイド長期使用
循環不全	・先天性チアノーゼ疾患
浮腫	・装着部位の浮腫
機器装着部の湿潤	・発汗や鼻汁
機器装着部の軟骨・骨・関節等の突出	・該当項目なし
低栄養	・『褥瘡ガイドブック』の「全身管理　栄養状態のアセスメント」項目に準じる[注1]
感覚・知覚・認知の低下	・鎮静状態 ・乳幼児などにおける頭を振る動作 ・乳幼児や重症心身障害児における理解力や協力度の低さ

3）ケア要因

要因	アセスメント項目
外力低減ケア	・長期留置 ・固定テープの長すぎる交換間隔
スキンケア	・毎日の固定テープ交換の未実施 ・固定テープによる皮膚の観察困難
栄養補給	・栄養補給不足
患者教育	・乳幼児や鎮静中などによる患者教育の実施困難

注1：日本褥瘡学会編：褥瘡ガイドブック第2版. 照林社, 東京, 2015：133-137. 参照

4）機器&ケア要因（フィッティング）

要因	アセスメント項目
フィッティング	・医療者の手技（テープ固定の技術）による圧迫の状態の変化

5）機器&個体要因（中止困難）

要因	アセスメント項目
中止困難	・呼吸管理の必要性

5．機器選択時のMDRPUの予防法

・チューブの種類やチューブ径は、児の年齢や体重に合わせて医師が決定する。小児ではカフ付きチューブを選択することは少ない。

6．機器装着（フィッティング）時のMDRPUの予防法

・チューブが鼻孔の中心を通るようにテープで固定する（**図5**）。
・固定テープは固定力が確実でかつ剥離時に機械的刺激の少ないものを選択する。
・呼吸器回路（患者接続コネクタや蛇管）の向きに注意する。鼻孔部周囲に重みがかからないように固定する（**図6**、**図7**）。

7．装着中のケア

1）皮膚およびその他の症状観察

・2〜3日に1回（血行動態や呼吸状態により貼り換えできないときは最低1週間に1回）はテープの貼り換えを行い、皮膚および鼻腔粘膜の状態（汚染の有無、浸軟の有無、発赤やびらん・潰瘍等のMDRPUの有無）を観察する。
・鎮静の状況、児の動き、痛みを観察する。

2）外力低減ケア

（1）皮膚と機器との接触防止
・薄い皮膚保護剤を鼻孔に折り込む（**図8**）。
（2）除圧
・鼻孔周囲の皮膚（鼻柱や鼻翼）を圧迫しないようにチューブが鼻孔の中心を通るようにテープで固定する（図5）。
・呼吸器回路（患者接続コネクタや蛇管）の向きに注意し、重みが挿管チューブにかからないように、特に頭側にかからないよう注意する（図6、図7）。

3）スキンケア

・テープ交換時は皮膚を清拭する。可能であれば、洗浄剤を用いて皮膚洗浄する。

第Ⅱ部

図7 鼻孔部周囲に重みがかからないように固定

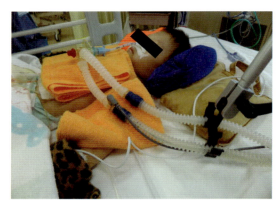

チューブが下向きにならないようにタオルで調整する

図5 テープ固定

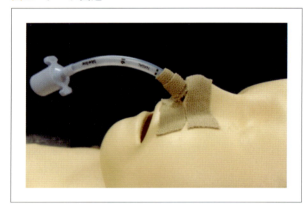

図6 呼吸器回路との接続時

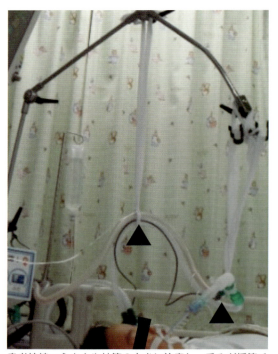

患者接続コネクタや蛇管の向きに注意し、重みが挿管チューブにかからないようにつり下げる場合は紐の長さなどで固定を調整する

図8 薄い皮膚保護剤を鼻翼から鼻腔に貼付

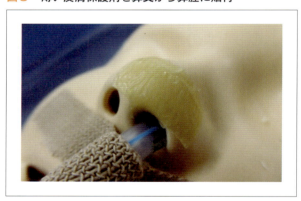

・テープの剥離刺激の軽減を図る（粘着剥離剤・皮膚被膜剤の使用、愛護的な操作）。

8．患者・家族へ指導する内容

・特記事項なし。

9．医療安全の観点からの多職種連携

・主治医から圧迫創傷発生リスクについて説明する。
・長期の場合は気管切開も考慮する。

第9章 小児:気管切開カニューレ・カニューレ固定具

1. 機器の用途

1) 気管切開カニューレ (図1)

気管切開後に気管に作製された人工開口部に挿入し、気道を確保するために使用する。気道狭窄などのために手術を受けた人が使用するものであり、気道開存性を確保し、分泌物の速やかな吸引を促すものである。プラスチック製やシリコン製があり、内筒を備えるものもある。患者の個々のニーズを満たすため、カフ付き、カフなし、有窓品、各種サイズがある。

2) カニューレ固定具 (図2、図3)

気管切開カニューレを固定するために使用する。素材はポリエチレン、ポリウレタンなどがある。小児では適合するサイズがないために布などで手作りしたもの (図3) を使用する場合もある。

図1 気管切開カニューレの例

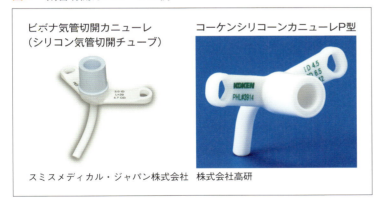

図3 気管切開カニューレ固定具の一例

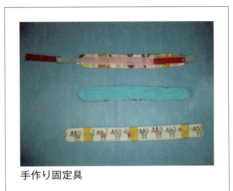

手作り固定具

図2 気管切開カニューレ固定具の一例

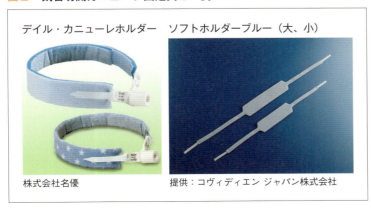

2. 発生しやすい部位（図4）

部位	特徴
頸部	・皮膚が薄い部位 ・気管切開口（孔）近接部などのカニューレが密着し、発汗、痰、よだれ等が貯留しやすい部位 ・首が短く、皮膚が密着してしわができ、発汗、痰、よだれ等が貯留しやすい部位 ・屈曲・回旋など可動域が広くよく動くため、ずれを生じる部位

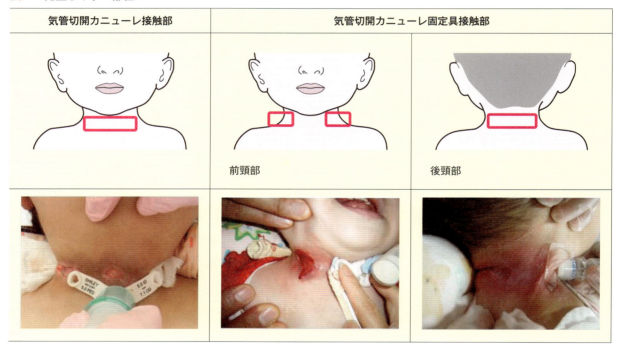

図4　発生しやすい部位

3. 予防

　気管切開カニューレ・カニューレ固定具によるMDRPU予防・管理フローチャートを図5に示した。詳細については各項を参照されたい。

図5 気管切開カニューレ・カニューレ固定具によるMDRPU予防・管理フローチャート

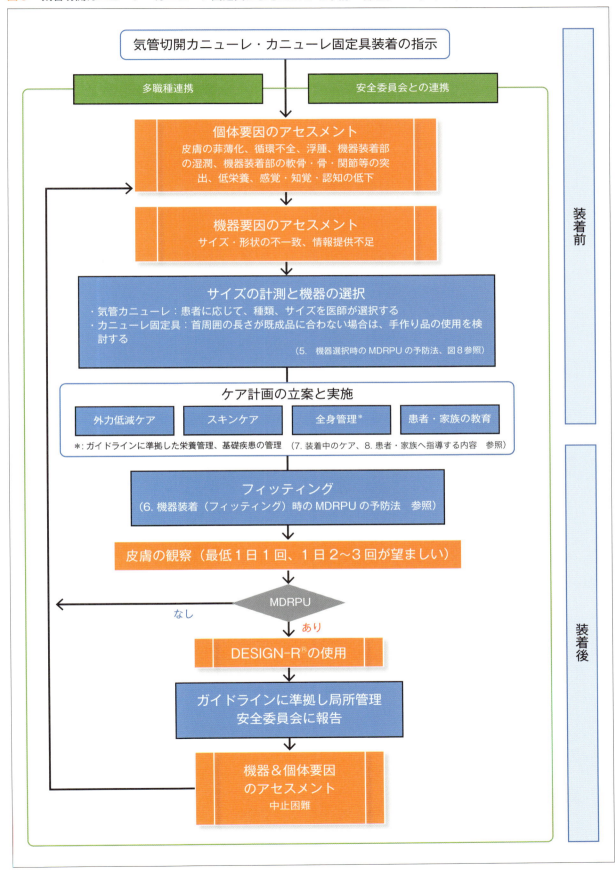

4．リスクアセスメント

　各要因のアセスメント項目についてリスクの有無を確認する。一つでも該当するものがあれば予防ケアを立案する。

1）機器要因

要因	アセスメント項目
サイズ・形状の不一致 　気管切開カニューレ	・メーカーが異なることによるさまざまな形状 ・カフなし気管切開カニューレの使用 ・気管切開口に挿入する形状であることによる装着位置の変更不可 ・素材の硬さ ・メーカーによりサイズや形状が異なることによる個々の症例におけるサイズ選択の明確な基準のなさ
サイズ・形状の不一致 　気管切開カニューレ固定具	・成長に応じたサイズ展開が少ないことによる紐や手作り品の使用 ・紐や幅の細いベルト状の固定具 ・固定具の素材の硬さ ・装着位置の変更不可
情報提供不足	・添付文書に、圧迫による皮膚損傷の危険性や適切な固定方法の不記載

2）個体要因

要因	アセスメント項目
皮膚の菲薄化	・ドライスキン ・ステロイド長期使用
循環不全	・先天性チアノーゼ疾患
浮腫	・装着部位の浮腫
機器装着部の湿潤	・素材がプラスチック製やシリコン製の製品の使用 ・乳幼児において頸部の皮膚の密着
機器装着部の軟骨・骨・関節等の突出	・重症心身障害児における特異な体型や変形 ・重症心身障害児における筋緊張や得手肢位
低栄養	・『褥瘡ガイドブック』の「全身管理　栄養状態のアセスメント」項目に準じる[注1]
感覚・知覚・認知の低下	・鎮静、安静の理解力不足 ・乳幼児や重症心身障害児における理解力や協力度の低さ

3）ケア要因

要因	アセスメント項目
外力低減ケア	・カフなし気管切開カニューレの強い固定

注1：日本褥瘡学会編：褥瘡ガイドブック第2版．照林社，東京，2015：133-137．参照

スキンケア	・カニューレ交換に協力が得られない
栄養補給	・栄養補給不足
患者教育	・乳幼児や鎮静中などによる患者教育の実施困難

4）機器&ケア要因（フィッティング）

要因	アセスメント項目
フィッティング	・カフなし気管切開カニューレの使用時の抜去予防のための強い固定 ・カニューレ固定具を締める強さの個人差

5）機器&個体要因（中止困難）

要因	アセスメント項目
中止困難	・生命維持を優先することによる呼吸管理の中止不可

5．機器選択時のMDRPUの予防法

1）気管切開カニューレ

・サイズ（外径、内径）、種類（材質、フランジの形状、カニューレの角度）を患者に応じて医師が選択する。
・サイズの選択においては、明確な基準がない。カニューレはメーカーによってサイズや形状が異なるので、個々の症例に適したものを選択する。

2）カニューレ固定具

　　気管切開カニューレ固定具の機器選択フローチャートを図6に示した。
・固定具のサイズ（長さ）＝「首周囲の長さ」＋「指1本分のゆるみ」－「カニューレのプレートの長さ」とする（図7）。
・市販品はサイズ展開が少ないため、小児では手作りのものを使用することもある（図3、図8）。
・吸湿性が高く、クッション性があり柔らかく、摩擦が小さく、劣化しない、伸縮性がない素材を選ぶ。皮膚に食い込まない広い幅のものを選ぶ。
・固定具を外す危険のある患者にはマジックテープ式の固定具は使用しない（既製品含む）。

6．機器装着（フィッティング）時のMDRPUの予防法

・気管切開カニューレ本体が直接皮膚を圧迫しないように、Yガーゼなどを使用する。
・皮膚の浸軟予防、圧迫除去のため、適切な厚み、大きさのYガーゼなどを挟む（図8）。
・固定具は指1本が入る程度の締め具合に調整する（図7）。

第Ⅱ部

図6　気管切開カニューレ固定具の機器選択フローチャート

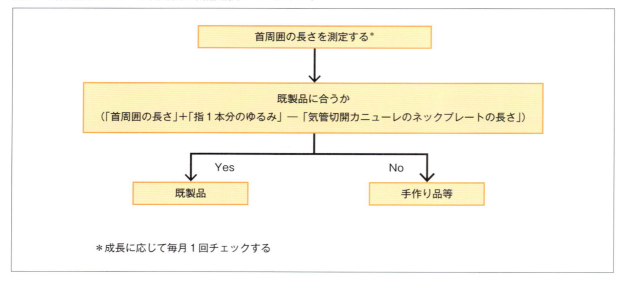

図7　カニューレ固定具の適切な締め具合

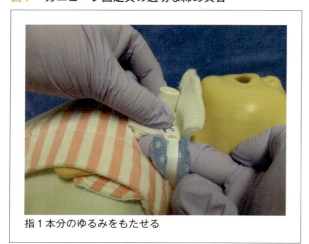

指1本分のゆるみをもたせる

図8　Yガーゼと手作り固定具装着

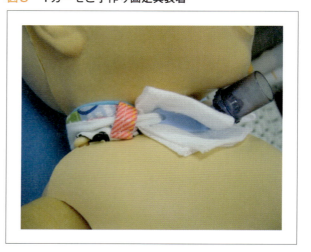

7．装着中のケア

1）皮膚およびその他症状の観察

・可能であれば各勤務帯（1日2〜3回をめやすとし）、最低でも固定具交換時に以下の項目を観察する。
　①カニューレネックプレートとカニューレ固定具の下の皮膚、気管切開口の汚染、浸軟、発赤やびらん・潰瘍等の皮膚障害の有無と程度、固定具の締め具合。
　②痛みの有無の観察。
　③患者の体動や筋緊張、得手肢位の有無。

2）外力低減ケア

（1）気管切開カニューレ
・皮膚を圧迫しないように気管切開カニューレネックプレートの大きさに合わせたYガーゼなどを挟む（図9）。
・呼吸器に接続している場合には、呼吸器回路の向きに注意し、重みがカニューレにかからないように

工夫をする。

（2）カニューレ固定具
- 固定具は指1本が入る程度に締める。その後固定具が均等になるようにカニューレ固定具の下全周に指を通し、部分的な圧迫や皮膚のずれを解除する。
- 創傷被覆材を予防的に固定具と皮膚が接触する部位（ネックプレート部位）に使用してもよい（ただし、この場合の創傷被覆材は、保険適応外である）。

図9　気管切開カニューレのネックプレートに合わせたYガーゼを挟む

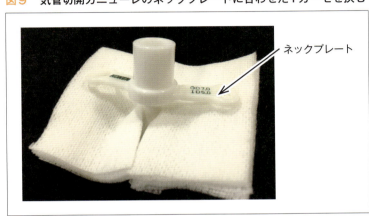

3）スキンケア
- 1日1回よく泡立てた洗浄剤を使用し洗浄する。気管切開部近接部皮膚は、気管切開口への洗浄剤の流入の危険性があるため微温湯で清拭を行う。
- 協力の得られない小児など、洗い流せない対象や部位の場合に限って、拭き取り用皮膚洗浄剤を用いる（図10）。

図10　気管切開カニューレ装着時のスキンケア

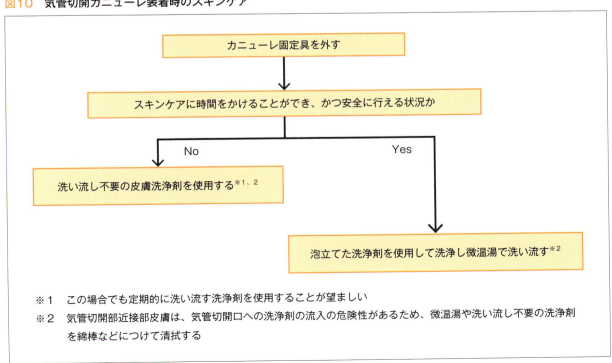

※1　この場合でも定期的に洗い流す洗浄剤を使用することが望ましい
※2　気管切開部近接部皮膚は、気管切開口への洗浄剤の流入の危険性があるため、微温湯や洗い流し不要の洗浄剤を綿棒などにつけて清拭する

第Ⅱ部

・痰や涎の付着により、気管切開部周囲の皮膚浸軟が生じる場合は、挟んだＹガーゼを適宜交換する。

・皮膚浸軟防止に、皮膚洗浄後、皮膚被膜剤、撥水性クリームを使用する。

・汚染したＹガーゼやカニューレ固定具は、適宜交換する。

・皮膚乾燥が著明なときは保湿を行う。

・汚い痰の場合には、皮膚の感染に注意する。

8. 患者・家族へ指導する内容

・皮膚の観察方法（装着中のケアを参照）。

・スキンケア方法（装着中のケアを参照）。

・外力低減ケア方法（装着中のケアを参照）。

・皮膚障害発生時のケア方法。

・固定具を手作りする場合は作成方法やサイズ、素材。

・適した素材。

　①皮膚接触面は吸水性がある。

　②洗濯によって縮みにくく、硬くならない。

　③伸縮性がない。

9. 医療安全の観点からの多職種連携

・固定の強さを主治医と確認する。

・創傷被覆材を使用することで、カニューレの浮き、カニューレ固定具の緩みが生じる場合は主治医と
　検討する。

・在宅の場合は訪問看護ステーションとの情報交換、訪問看護指示書にMDRPU予防ケアや皮膚炎予防
　などの注意事項を記入する。

第10章 小児：点滴固定用シーネ

1. 機器の用途

点滴ラインの刺入部位を固定するために使用する。シーネの材質はウレタンフォームとアルミニウムなどの金属を組み合わせたもの、またはMRI検査に対応した金属不使用のウレタンフォームと特殊プラスチックを組み合わせたもの、固定部位に合わせて曲げ加工やはさみで切断可能なアルミ製の心材などがある（図1、図2、図3、図4）。

図1 アルミニウムを使用したシーネ

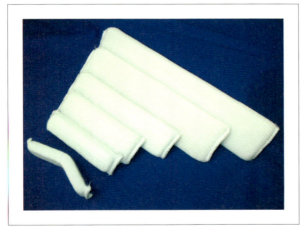

株式会社メディカルプロジェクト

図2 特殊プラスチックを使用したシーネ

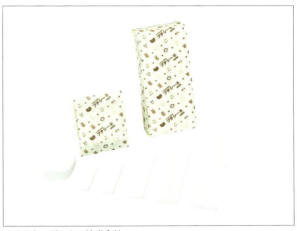

オオサキメディカル株式会社

図3 シーネカバー

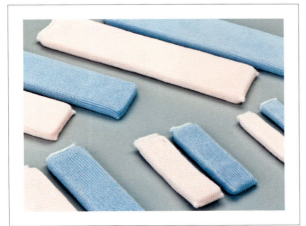

オオサキメディカル株式会社

図4 アルフェンス：固定部位に合わせて曲げ加工やはさみで切断可能なアルミ製の心材

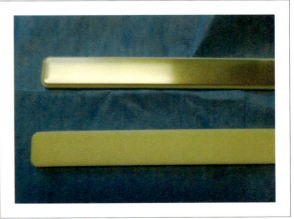

アルケア株式会社

2. 発生しやすい部位（図5、図6）

部位	特徴（各部位共通）
肘関節の屈側・伸側 手関節背側の尺側 手背ではMP関節部 下腿、特に踵	・皮膚が薄い部位 ・骨突出部 ・脂肪組織が少ない部位 ・皮膚の可動性に乏しい部位

図5　発生しやすい部位

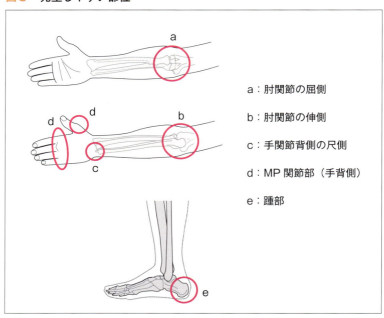

a：肘関節の屈側
b：肘関節の伸側
c：手関節背側の尺側
d：MP関節部（手背側）
e：踵部

図6　踵に発生した創傷

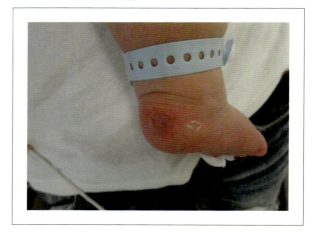

3. 予防

　点滴固定用シーネによるMDRPU予防・管理フローチャートを図7に示した。詳細については各項を参照されたい。

第10章 小児：点滴固定用シーネ

図7 点滴固定用シーネによるMDRPU予防・管理フローチャート

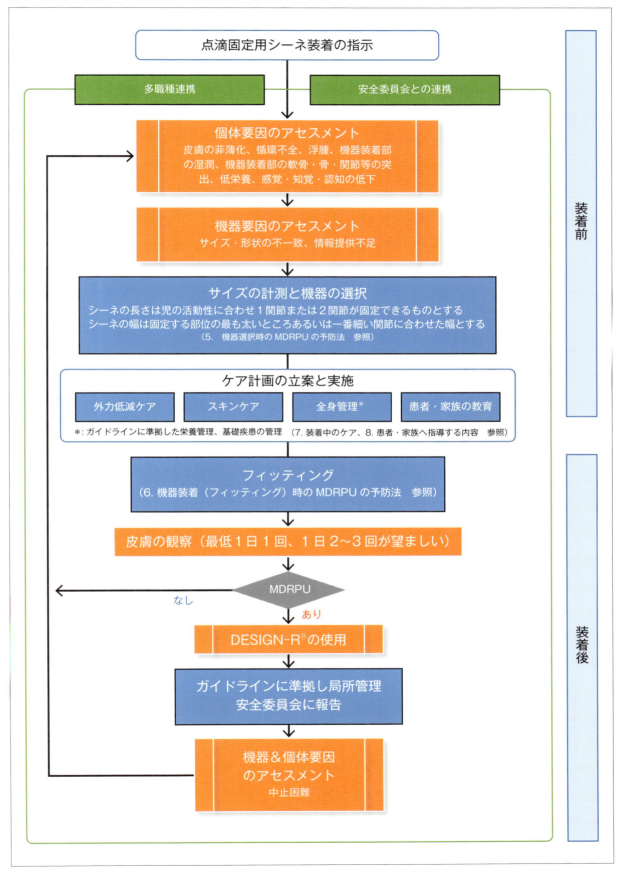

4. リスクアセスメント

　各要因のアセスメント項目についてリスクの有無を確認する。一つでも該当するものがあれば予防ケアを立案する。

1）機器要因

要因	アセスメント項目
サイズ・形状の不一致	・材質が硬い ・関節の形状に合わせて成型できない ・シーネのカバーのずれ ・長さを切って作成したアルフェンスの鋭利な断端（図8）
情報提供不足	・添付文書に、圧迫やずれによる皮膚損傷を生じる危険性があることや適切な固定方法の不記載 ・添付文書に、定期的な皮膚の観察や固定のしなおしの必要性の不記載

2）個体要因

要因	アセスメント項目
皮膚の菲薄化	・ドライスキン ・ステロイド長期使用 ・低出生体重児
循環不全	・先天性チアノーゼ疾患
浮腫	・装着部位の浮腫
機器装着部の湿潤	・発熱、発汗
機器装着部の軟骨・骨・関節等の突出	・重症心身障害児の場合、身体の変形
低栄養	・『褥瘡ガイドブック』の「全身管理　栄養状態のアセスメント」項目に準じる[注1]
感覚・知覚・認知の低下	・鎮静 ・機器装着部に摩擦・ずれを生じる小児自身の動き ・乳幼児、重症心身障害児の場合の理解力や協力度の低さ

3）ケア要因

要因	アセスメント項目
外力低減ケア	・強い固定 ・同一部位への長期間の固定
スキンケア	・該当項目なし
栄養補給	・栄養補給不足
患者教育	・乳幼児や鎮静中などによる患者教育の実施困難

注1：日本褥瘡学会編：褥瘡ガイドブック－第2版. 照林社, 東京, 2015：133-137. 参照

4）機器&ケア要因（フィッティング）

要因	アセスメント項目
フィッティング	・硬いアルフェンスのアルミ板側を皮膚側に装着（図9） ・医療者のテープ固定の技術（強さ）によるシーネ装着部位の局所圧の変化 ・シーネが大きい場合：固定のずれ ・シーネが小さい場合：指の重なり ・点滴挿入部位の形状による固定困難

5）機器&個体要因（中止困難）

要因	アセスメント項目
中心困難	・持続点滴を安全に確実に維持することを目的としたシーネ固定の必要性

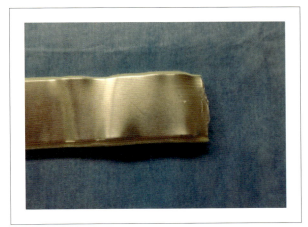

図8　アルフェンスを切った断端

アルケア株式会社

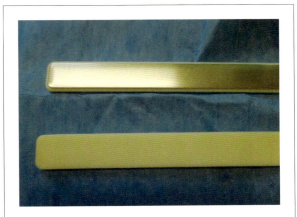

図9　アルフェンスのアルミ板側（上）ウレタンフォーム側（下）

アルケア株式会社

5．機器選択時のMDRPUの予防法

1）適切なサイズの選択
・長さは、児の活動性に合わせ1関節または2関節が固定でき、腋窩や肘窩で神経を圧迫しない長さのものとする（図10）。
・幅は、固定する部位の最も太いところ、あるいは一番細い関節に合わせた幅のものとする。
・市販のものが長すぎる場合は折り曲げて使用する。

2）素材
・通気性、クッション性、吸湿性が高く、摩擦の少ない素材で形が成型しやすいものが好ましい。

6. 機器装着（フィッティング）時のMDRPUの予防法（図11、図12）

- シーネ固定が必要か検討する（児の活動性が低い場合など）。
- 児の動きを妨げないよう良肢位になるようにシーネを整え、ウレタンフォーム側を皮膚と接触するように当てる。
- テープ固定時は最初に関節部をテープで固定し、関節を挟んだ3点で確実に固定する。
- 循環障害の有無が観察できるように、指先、特に第5指（趾）の爪が見えるように固定する。
- 活動性を考慮し、第1指は離して固定する（手部の場合）。

図10　前腕のシーネ長さ

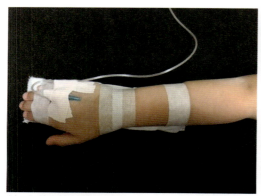
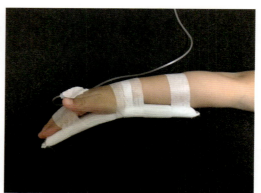

刺入部位を挟む橈骨手根関節と中手指節関節部～指節間関節を固定する長さ

図11　手背部に点滴留置した場合のシーネ装着手順

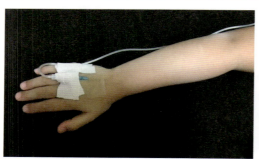

a：手背部に点滴を留置し、針を固定する

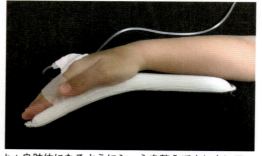

b：良肢位になるようにシーネを整えてウレタンフォーム側を皮膚と接触するように当てる。近位指節間関節～中手指節関節をテープで固定する

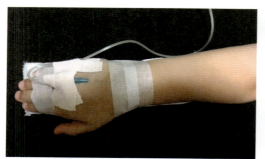

c：橈骨手根関節をテープで固定する

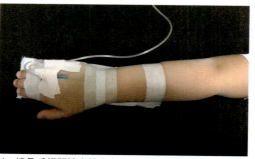

d：橈骨手根関節を挟んだ3点でテープ固定する

- 踵の部分に空間を作り、シーネが直接踵の皮膚に当たらないように固定する（足部の場合）（図13）。
- 太い部位に合わせた場合は、関節部位の固定を強化するために不織布などで作成した枕で固定を強化する（図14）。

図12　点滴固定用シーネによる圧迫創傷予防ケアフローチャート

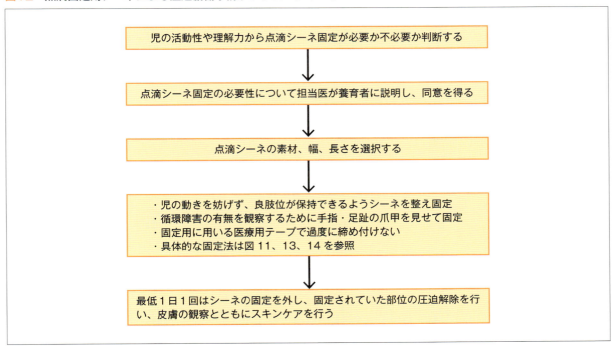

図13　踵部分のシーネの当て方

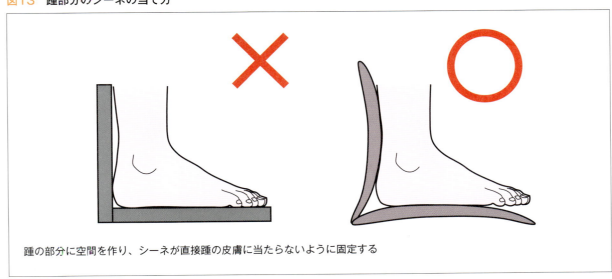

踵の部分に空間を作り、シーネが直接踵の皮膚に当たらないように固定する

第Ⅱ部

図14 シーネの幅が広い場合の関節部位の固定強化法

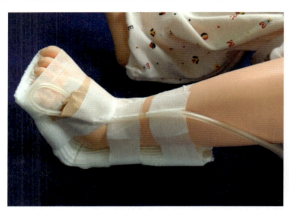
足関節部分のシーネの幅が広すぎるため固定が不安定な状態

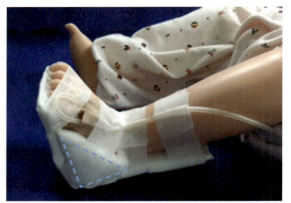
三角形の不織布枕による固定強化

7．装着中のケア

1）皮膚およびその他の症状観察
- 1日1回シーネ固定を外すときに確認する。可能であれば各勤務帯（1日2～3日）で確認する。
- 浸軟の有無、発赤やびらん・潰瘍の有無、循環障害の有無を観察する。
- 固定部位・シーネ接触部の痛みの有無、そして児の機嫌を確認する。

2）外力低減ケア
- テープで過度に締め付けない。
- 最低1日1回は固定を外して、圧迫を解除、皮膚の観察を行う。
- 骨突出部位のずれ防止のためポリウレタンフィルムやハイドロコロイド材などの貼付を皮膚の状態に応じて使用するかどうか、使用する場合は被覆材の種類を選択する。
- 固定部の最も太いところにシーネの幅を合わせた場合など、シーネが動きやすい場合は、不織布などで作成した枕で関節部位の固定を強化する（図14）。
- 踵の部分に空間を作り、シーネが直接踵の皮膚に当たらないように固定する（図13）。
- 踵にあたる部分を柔らかい素材とする、または、柔らかい素材を挟む（図15）。

3）スキンケア
- できるだけ毎日シーネを交換し、皮膚の観察とスキンケアを行う。
- 児の活動性や皮膚の脆弱性などを考慮し、医療用テープを選択する。
- 皮膚が脆弱な場合には直接皮膚にテープが粘着する部分を少なくする（ガーゼを挟む、テープで裏打ちするなど）（図16）。

図15 足部のシーネ固定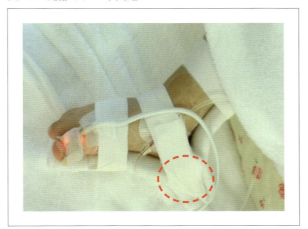

図16 テープの裏打ち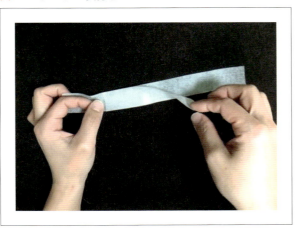

8．患者・家族へ指導する内容

・シーネ固定の必要性について説明し、同意を得る。
・シーネ固定が確実でない（ぐらつきや固定テープの外れなど）ときは、看護師に報告するよう説明する。
・指先の色が悪いときは看護師に報告するよう説明する。

9．医療安全の観点からの多職種連携

・シーネ固定の必要性（抑制の必要性）について、主治医と検討する。

索引

和 文

あ・い

アクリル系粘着剤 ………………………… 86
アルフェンス ……………………………… 103
安全委員会との連携 ……………………… 22
医療関連機器圧迫創傷（MDRPU）……… 6
医療関連機器圧迫創傷発生概念図 ……… 16
医療関連機器圧迫創傷推定発生率 ……… 7
医療関連機器圧迫創傷有病率 …………… 7
医療用粘着テープ ………………………… 78
インジケーターライン …………………… 73
陰茎陰嚢角部 ……………………………… 60
陰部洗浄 …………………………………… 66

う・え・お

うっ血性心不全 …………………………… 27
栄養補給 …………………………………… 18
疫学 ………………………………………… 7
オールシリコン製 ………………………… 65

か

外固定 ……………………………………… 53
外力低減ケア …………………………… 17,19
踵部分のシーネ …………………………… 109
下肢装具 …………………………………… 50
カテーテルハブ …………………………… 76
カニューレ固定具 ………………………… 95
カニューレのネックプレート …………… 101
感覚・知覚・認知の低下 ………………… 17
間欠的空気圧迫装置 ……………………… 25
間欠的空気圧迫装置用スリーブ ………… 33
間欠的導尿法 ……………………………… 67
患者・家族教育 …………………………… 21

き

偽関節 ……………………………………… 55
気管切開カニューレ ……………………… 95
気管切開部近接部皮膚 …………………… 101
機器＆ケア要因 …………………………… 18
機器＆個体要因 …………………………… 18
機器選択 …………………………………… 19
機器装着部の湿潤 ………………………… 17
機器装着部の軟骨・骨・関節等の突出 … 17
機器要因 …………………………………… 16
義肢装具士 ………………………………… 57
気道狭窄 …………………………………… 95
ギプス ……………………………………… 50
ギプスカッター …………………………… 57
ギプス包帯 ………………………………… 50

く・け

クッション材付きカテーテル固定用ポリウレタン
　フィルム ………………………………… 80

ケアマネジャー …………………………… 59
ケア要因 …………………………………… 17
経鼻胃チューブ …………………………… 82
経鼻挿管チューブ ………………………… 90
血管留置カテーテル ……………………… 76
下痢 ………………………………………… 71

こ

硬性コルセット …………………………… 52
肛門パウチ ………………………………… 74
肛門部のびらん …………………………… 73
呼吸サポートチーム ……………………… 48
個体要因 …………………………………… 17
固定用専用テープ ………………………… 86
コルセット ………………………………… 50
コンドーム型収尿器 ……………………… 67
コンパートメント症候群 ………………… 57

さ・し

サイズ、形状の不一致 …………………… 16
シーネ ……………………………………… 50
シーネカバー ……………………………… 103
自重関連褥瘡 ……………………………… 6
持続的膀胱洗浄 …………………………… 60
刺入部周囲皮膚 …………………………… 81
シャルコー関節症 ………………………… 54
循環不全 …………………………………… 17
上肢装具 …………………………………… 50
情報提供不足 ……………………………… 16
静脈血栓塞栓症予防用弾性ストッキング … 24
ショック …………………………………… 42
シリコンゲルドレッシング材 …………… 46
シリコンジェルシート ………………… 46,89
人工開口部 ………………………………… 95
浸軟 ………………………………………… 79

す

スキンケア ……………………………… 17,21
ストッキネット …………………………… 55
ストッキングタイプ ……………………… 24
ストラップ ………………………………… 39

せ・そ

先天性チアノーゼ疾患 ……………… 92,98,106
装具 ………………………………………… 50
装着中の管理 ……………………………… 21
足関節上腕血圧比 ……………………… 26,29
足部のシーネ固定 ………………………… 111

た・ち

体幹装具 …………………………………… 52
多職種連携 ………………………………… 21
弾性ストッキングの装着方法 …………… 32
中止困難 …………………………………… 18

て

低栄養	17
低酸素血症	42
テープの裏打ち	111
点滴固定用シーネ	103,109
天然ゴム	60,65

と

動静脈用留置針	76
糖尿病性潰瘍	54
動脈血行障害	27
動脈ライン	76
トータルフェイスマスク	39
ドプラ血流計	26,29
ドライスキン	42

に・ね

尿道留置用カテーテル	60
ネーザルマスク	39

は

ハイソックスタイプ	24
ハイドロコロイドドレッシング	46
白癬菌感染	59
撥水性クリーム	102
発生要因	16

ひ

非侵襲的陽圧換気療法マスク	39
皮膚の菲薄化	17
皮膚被膜剤	102
ピローマスク	39

ふ

フィッティング	18,19
副木（副子）	50
浮腫	17
フットスリップ	31,33
フルフェイスマスク	39

へ

ヘッドギア	39,40
変形治癒	55
便失禁管理システム	69
便漏れ	73

ほ

膀胱瘻	67
膨張性バルーン	60
ポジションライン	73
ポリエチレンジェルシート	46

ま・も

マスク装着	45
マスクの圧迫感	44
マスクのサイズ選択	44
末梢静脈ライン	76
モニターホール	32,34

り・ろ・わ

臨床工学技士	48
ロックナット	76,78
Yガーゼ	99

欧　文

A

ABI（ankle-brachial pressure index）	26,29

C・D

Clostridium difficile	71
DESIGN-R®	6

E・G

ES（elastic stocking）	24
GVHD（graft-versus-host disease）	64

I

IPC（intermittent pneumatic compression）	24, 25

M

MDRPU（Medical Device Related Pressure Ulcer）	6
MRSA腸炎	71

N

NPPV（non-invasive positive pressure ventilation）	39

R・S・Y

RST（respiratory support team）	48
self load related pressure ulcer	6

ベストプラクティス

医療関連機器圧迫創傷の予防と管理

2016年5月25日　第1版第1刷発行		編　集　一般社団法人 日本褥瘡学会	
2022年1月17日　第1版第3刷発行		発行者　有賀　洋文	
		発行所　株式会社　照林社	
		〒112-0002	
		東京都文京区小石川2丁目3－23	
		電話　03－3815－4921（編集）	
		03－5689－7377（営業）	
		http://www.shorinsha.co.jp/	
		印刷所　共同印刷株式会社	

●本書に掲載された著作物（記事・写真・イラスト等）の翻訳・複写・転載・データベースへの取り込み、および
　送信に関する許諾権は、照林社が保有します。

●本書の無断複写は、著作権法上での例外を除き禁じられています。本書を複写される場合は、事前に許諾を受け
　てください。また、本書をスキャンしてPDF化するなどの電子化は、私的使用に限り著作権法上認められてい
　ますが、代行業者等の第三者による電子データ化および書籍化は、いかなる場合も認められていません。

●万一、落丁・乱丁などの不良品がございましたら、「制作部」あてにお送りください。送料小社負担にて良品とお
　取り替えいたします（制作部☎0120-87-1174）。

検印省略（定価は表紙に表示してあります）
ISBN 978-4-7965-2383-7
©日本褥瘡学会（Japanese Society of Pressure Ulcers）/2016/Printed in Japan